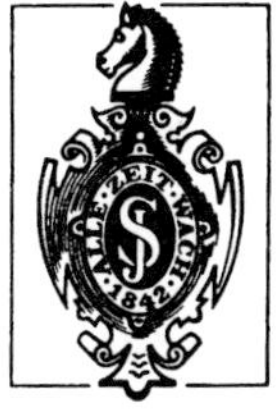

Jost Brökelmann

AMBULANTES OPERIEREN –
Der neue Weg in der Gynäkologie

Springer-Verlag
Berlin Heidelberg New York
London Paris Tokyo
Hong Kong Barcelona
Budapest

Prof. Dr. med. JOST BRÖKELMANN
Friedensplatz 9, W-5300 Bonn 1,
Bundesrepublik Deutschland

ISBN-13:978-3-642-93521-3 e-ISBN-13:978-3-642-93520-6
DOI: 10.1007/978-3-642-93520-6

Die Deutsche Bibliothek – CIP-Einheitsaufnahme
Brökelmann, Jost: Ambulantes Operieren – Der neue Weg in der Gynäkologie / Jost Brökelmann. – Berlin; Heidelberg; New York; London; Paris; Tokyo; Hong Kong; Barcelona; Budapest: Springer, 1993
ISBN-13:978-3-642-93521-3

Satz: K+V Fotosatz GmbH, Beerfelden

21/3130 - 5 4 3 2 1 0 – Gedruckt auf säurefreiem Papier

Vorwort

Das ambulante Operieren hat in den vergangenen 2 Jahren eine stürmische Entwicklung genommen: Als ich im Sommer 1991 begann, dieses Buch zu schreiben, fand ambulantes Operieren nur in den Praxen niedergelassener Ärzte statt. In diesem Sinne wird das ambulante Operieren auch im vorliegenden Buch beschrieben. Mittlerweile hat der Bundestag das Gesundheitsstrukturgesetz 1993 verabschiedet, das nach dem 1. 1. 1993 auch die Krankenhäuser für das ambulante Operieren uneingeschränkt öffnen wird. Hier ist den niedergelassenen Ärzten eine Konkurrenz gewachsen. Aber noch etwas anderes steht im Gesetz: Es wird eine einheitliche Vergütung der ambulant operativen Leistungen für Krankenhäuser und Vertragsärzte (früher Kassenärzte) geben. Für diese Maxime „Gleiches Honorar für gleiche Leistung" haben wir seit Jahren gekämpft. Dieses ist m. E. der entscheidende Durchbruch für das ambulante Operieren der niedergelassenen Ärzte. Die Wettbewerbsbedingungen sind fairer geworden als früher. Jetzt ist es an den Patientinnen, zu entscheiden, wo sie operiert werden wollen. Ich bin mir sicher, wohin sie mehrheitlich gehen werden.

Viele Menschen haben mir geholfen, das ambulante Operieren voranzutreiben und in Buchform zu beschreiben. Am Anfang stand die Ermunterung von mehreren niedergelassenen Frauenärzten in Bonn, besonders von Frau Dr. E. Seibicke, Bezirksvorsitzende des Berufsverbandes der Frauenärzte, das ambulante Operieren in Bonn zu praktizieren. Ihnen gebührt mein erster Dank. Dann danke ich Herrn Becker, meinem Bruder Hartmut Brökelmann (Krankenhausarchitekt) und der bgw für ihre sachkompetenten Beiträge, die sich im Anhang befinden. Dem Springer-Verlag, besonders Frau Dr. Ute Heilmann, danke ich für den Mut, im Jahre 1990/91 dem Projekt eines Buches über das ambulante Operieren, das damals noch recht umstritten war, zuzustimmen. Nicht zuletzt danke ich meiner Frau, Dr. med. K.-M. Brökelmann, für ihre unermüdliche Mithilfe beim Aufbau unserer Gemeinschaftspraxis, insbesondere auch der OP-Abteilung.

Bonn, im Januar 1993 JOST BRÖKELMANN

Inhaltsverzeichnis

1 Überblick

Das ambulante Operieren ist wahrscheinlich die Urform der ärztlich-operativen Tätigkeit. In der Antike, im Mittelalter und bis in die Neuzeit hinein wurde ambulant operiert, auf der Straße oder im Haus bzw. auf dem Anwesen der Patienten (Jetter 1987). Die Hospitäler des Mittelalters waren nur zur *Pflege* der Kranken da. Kaiserschnitte und geburtshilfliche Eingriffe, wie die Zangengeburt, wurden im Hause der Kreißenden durchgeführt. Von der Universitäts-Frauenklinik Bonn ist bekannt, daß der Professor oder seine Assistenten bis etwa 1900 in die Wohnung der Entbindenden gingen und dort Geburtshilfe, auch geburtshilfliche Operationen, ambulant ausführten. Erst nach der Jahrhundertwende begaben sich die Frauen in zunehmendem Maße zur Entbindung in eine Klinik. Auch viele der ersten gynäkologischen Operationen erfolgten ambulant, so die erste Ovariotomie durch den amerikanischen Landarzt McDowell (Graham 1951).

„Die Verwandlung des Hospitals in ein Krankenhaus" oder der Umbau der „Herberge zum lieben Gott" in eine „Werkstätte zur Beseitigung fehlerhafter Körperzustände" vollzog sich in den Jahrzehnten um 1800 (Jetter 1987). Operationen in Krankenhäusern nahmen erst gegen 1870 zu, als Narkosen durchgeführt werden konnten. Fast alle chirurgischen Kliniken wurden um 1880 neu gebaut, um sie den neuen Narkose- und Operationsmöglichkeiten anzupassen. Der Fortschritt in der operativen Medizin wurde also durch die im Krankenhaus vorhandenen Narkoseverfahren ermöglicht. Der Trend zum Krankenhaus als der „wahren Gesundheitsfabrik" (Jetter 1987) wurde in unserem Jahrhundert immer stärker, so daß heute sogar Warzen stationär entfernt und Hormonstörungen, z. B. eine Hyperandrogenämie, stationär abgeklärt werden.

Ein Teil der kleineren Operationen wurde jedoch immer ambulant durchgeführt (Brug u. Fritz 1985). 1981 waren es 20–25% aller Operationen (Brenner 1990). Das ambulante Operieren im gynäkologischen Bereich erhielt Auftrieb, als der Schwangerschaftsabbruch aus Notlagenindikation auch in Praxen ausgeführt wurde, weil viele Krankenhäuser diese Schwangerschaftsabbrüche ablehnten. So kommt es, daß in den meisten Bundesländern Schwangerschaftsabbrüche überwiegend ambulant erfolgen, die wesentlich komplikationsärmeren Ausschabungen jedoch stationär mit einer Verweildauer von 5–7 Tagen.

Heute hat sich die Situation für das ambulante Operieren wieder grundlegend geändert: Es gibt zahlreiche niedergelassene Anästhesisten, die Narkosen ambulant durchführen. Das endoskopische Operieren erfordert nur kleine Hautschnitte, dadurch sind die Wundschmerzen wesentlich geringer. Die Mehrzahl der gynäkologischen Operationen kann daher ambulant erfolgen. Die Geräte und das Instrumentarium für endoskopische Operationen sind auch für einen niedergelassenen Gynäkologen erschwinglich. Hinzu kommt, daß viele Operateure das Krankenhaus verlassen, sich aus seiner Hierarchie befreien wollen. Bedenkt man, daß im Jahr 1990 allein 4 niedergelassene Ärzte einer gynäkologischen Gemeinschaftspraxis in Hamburg 6321 z. T. große gynäkologische Operationen ambulant durchführten (Lueken et al. 1991) – das ist das Operationsvolumen von 2–3 gynäkologischen Krankenhausabteilungen – dann kann man ahnen, was die Zukunft bringen wird.

Das ambulante Operieren ist ein neuer, sinnvoller Weg in der operativen Versorgung der Menschen.

In der Gynäkologie ist das ambulante Operieren schon jetzt der bessere Weg

- für die ***Patienten***: Sie sind abends wieder in ihrer vertrauten Umgebung. Sie können essen und trinken wie gewohnt. Die frühzeitige Mobilisierung nach der Operation verhindert viele Komplikationen, wie z. B. Embolie oder Thrombose. Zudem ist die Wundinfektionsrate niedriger als im Krankenhaus, und es gibt keine Infektionen durch Hospitalkeime. Das ambulante Operieren ist mindestens ebenso sicher, d. h. komplikationsarm, wie die stationäre Versorgung; dies hat die Qualitätssicherung Ambulantes Operieren gezeigt (Brökelmann et al. 1991).

  Das Wichtigste für die Patienten ist jedoch, daß sie sich nicht allgemein krank fühlen. Sie fühlen und verhalten sich so, als wäre nur ein Teil ihres Körpers erkrankt, selbst wenn sie ein Karzinom haben. Der operative Eingriff ist durch das ambulante Operieren auch im Bewußtsein der Menschen zu einem Lokaleingriff geworden;

- für die ***niedergelassenen Ärzte***[1]: Sie können die prä- und postoperative Versorgung ihrer Patienten übernehmen, diese findet nicht im Krankenhaus statt. Das ambulante Operieren ermöglicht also eine umfassendere Betreuung durch den behandelnden Arzt, als es bislang möglich war. Außerdem bietet es die Möglichkeit zur Spezialisierung innerhalb des Fachgebiets;
- für die ***Krankenkassen***: Die Vergütung für operative ärztliche Leistungen beträgt nur einen Bruchteil der Kosten, die die Krankenkassen bislang über den Tagessatz an die Krankenhäuser zahlen müssen;
- für die ***Krankenhäuser***: Durch jeden ambulant operierten Patienten werden Personal und Betten eingespart. Das vorhandene Krankenhauspersonal kann sich um die wirklich Kranken und Pflegebedürftigen kümmern;
- für die ***Arbeitgeber***: Die Dauer der Arbeitsunfähigkeit ist nach ambulanten Operationen wesentlich kürzer als nach stationär durchgeführten Operationen (Dohnke et al. 1992);
- für die ***Bundesländer***: Sie haben den Auftrag, ein flächendeckendes Netz von Krankenhäusern bereitzustellen. Wenn ein Großteil der Operationen ambulant durchgeführt wird, braucht das Netz der Krankenhäuser mit operativen Einheiten nicht so dicht zu sein; dadurch werden Kosten eingespart.

Der neue Weg des ***ambulanten Operierens*** bringt aber auch echte Fortschritte für die Chirurgie. Im Krankenhaus werden Operateure meist danach beurteilt, wie schnell sie operieren, nicht, wie gut die Wunden heilen oder wie schnell die Patienten wieder entlassen werden.

Beim ambulanten Operieren muß der Arzt in besonderem Maße darauf achten, daß Wundheilungsstörungen bei seinen Patienten ausgeschlossen werden. Er wird deshalb gezwungen, anatomisch, d.h. wenig traumatisierend zu operieren und für seine Nähte sehr feines Material und möglicherweise zum Nähen eine Lupenbrille zu benutzen.

Die ***Maxime für ambulantes Operieren*** lautet: Die Patienten sollen vor und nach der Operation so wenig wie möglich in ihren normalen Tätig-

[1] Der Ausdruck „Arzt“ wird in diesem Buch als neutraler Überbegriff für „der Arzt/die Ärztin“ benutzt.

keiten behindert werden. Die Operation muß deshalb zu einem lokalen, gut heilenden Eingriff ohne wesentliche Nachwirkungen durch die Narkose werden. Außerdem muß der Patient während der kurzen Verweildauer in der Tagesklinik besonders intensiv betreut werden. Der Patient muß genauer über postoperative Schmerzen, die normale Wundheilung und das postoperative Verhalten beraten werden, als dies üblicherweise im Krankenhaus geschieht.

Das ***Spektrum der ambulant durchführbaren Operationen*** hängt natürlich in erster Linie vom Können des Operateurs ab. Es leuchtet ein, daß er sich mit zunehmender Erfahrung auch immer größere Eingriffe zutrauen wird. Möglichkeiten und Grenzen des ambulanten Operierens beurteile ich heute aus eigener Erfahrung folgendermaßen:

- Alle vaginalen Eingriffe am Uterus können ambulant durchgeführt werden, inkl. hinterer Scheidendammplastik und vaginaler Hysterektomie. Wahrscheinlich werden in Zukunft die vordere Scheidenplastik und die Urethrasuspensionsplastik ebenfalls zu den ambulant durchführbaren Operationen gehören.
- Alle Brustoperationen inkl. beidseitiger Reduktionsplastik, Ablatio mammae und radikaler axillärer Lymphonodektomie können ambulant durchgeführt werden. Verschiebeplastiken, bei denen eine besondere Wundstabilisierung erforderlich ist, sind hingegen für das ambulante Operieren weniger geeignet.
- Die endoskopische Appendektomie wird in einigen Tageskliniken ebenfalls schon routinemäßig ambulant durchgeführt.
- Bauchdeckenplastiken, z. B. wegen Fettschürzen, sind ambulant möglich.
- Das ambulante Operieren eignet sich (noch) nicht für die abdominale Hysterektomie und die Adnexektomie bei großen soliden Geschwülsten, auch (noch) nicht für die radikale pelvine und paraaortale Lymphonodektomie.

Dieses sind z. Z. die Grenzen des medizinisch Möglichen. Ob die Operationen im Einzelfall ambulant durchgeführt werden sollen, hängt außer vom Können des Operateurs im wesentlichen vom gesundheitlichen Zustand des Patienten, seinen Wünschen sowie von der operativen Ausstattung der – in unserem Fall gynäkologischen – Praxis ab.

2 Präoperatives Management

Indikationsstellung

Die Indikation zu einer Operation und damit auch die Aufklärung über die Notwendigkeit einer Operation bespricht in der Regel der überweisende Facharzt mit seiner Patientin. Nur ein geringer Teil der Operationsindikationen wird erst nach der Untersuchung durch den Operateur und nach Beratung mit dem überweisenden Frauenarzt festgelegt.

Gespräch mit dem Operateur

Aufgrund der Empfehlung der Bundesärztekammer (1990), das präoperative Gespräch mindestens einen Tag vor der Operation zu führen, werden die Patientinnen von uns jetzt vor der Operation schriftlich oder mündlich aufgefordert zu entscheiden, wann und von wem sie sich aufklären lassen wollen: 1) Vom überweisenden Gynäkologen, 2) vom Operateur einige Tage vor dem geplanten Eingriff oder 3) vom Operateur am Operationstag.

Die meisten Patientinnen fühlen sich durch vorangegangene Operationen und durch die Informationen des überweisenden Arztes ausreichend aufgeklärt, so daß bei der Mehrzahl der Operationen das präoperative Gespräch mit dem Operateur erst unmittelbar vor der Operation stattfindet.

Bei folgenden Gegebenheiten hat es sich bewährt, daß der Operateur schon einige Tage oder Wochen vor der Operation mit der Patientin spricht:

- Wunsch der Patientin,
- ängstliche Patientin,
- Karzinomverdacht,
- Adnextumoren,

- Operation von größeren Myomen,
- Mammatumoren,
- plastisch-chirurgische Eingriffe,
- Zustand nach vorausgegangener Sterilitätsoperation,
- jüngere Frau mit Wunsch nach Tubensterilisation.

Anästhesiologisches Vorgespräch

Gründe für ein Gespräch über die Narkose schon Tage vor der Operation sind:

- Wunsch der Patientin,
- sehr ängstliche Patientin,
- Zustand nach Narkose-Zwischenfall,
- Asthma bronchiale,
- Herz- und Kreislauferkrankungen,
- mögliche mechanische Hindernisse für eine Intubation,
- Schwangerschaft.

Labordaten

Aus Sicht des Operateurs sollten in Abhängigkeit von der jeweiligen Operation bei sonst „gesunden" Patientinnen folgende Labordaten erhoben werden:

- kleines Blutbild, Urinstatus,
- Leberenzyme (z. B. SGOT, Gamma-GT),
- Blutgruppe,
- bei größeren Operationen und anamnestischen Hinweisen auf eine Gerinnungsstörung vollständiger Gerinnungsstatus inkl. Faktor VIII.

Aus anästhesiologischer Sicht sind u. a. notwendig:

- EKG,
- Elektrolyte, insbesondere Kalium.

Sonstige präoperative Informationen

Zusätzlich zur Anamnese, zum Befund und zu den Labordaten sollten nach Möglichkeit vorliegen:

- OP-Berichte von Voroperationen,
- Mammographie bei Mammatumoren,
- Sonographie bei Adnextumoren,
- Sonographie bei Uterustumoren.

Formalitäten

Es hat sich bewährt, schon bei der Anmeldung zur Operation die Stammdaten der zu Operierenden aufzunehmen. Mit den im Praxiscomputer gespeicherten Stammdaten wird eine Karteikarte angelegt. Die längs aufklappbaren Karteikarten (Format DIN A 5) sind in gefaltetem Zustand zum Aufbewahren von Operationsberichten usw. geeigneter als seitlich aufklappbare Karteikarten.

Mit den vorhandenen Stammdaten wird der Patientin eine Bestätigung des Operationstermins zugesandt. Sie wird gleichzeitig darauf hingewiesen, wie, wann und wo sie sich aufklären lassen kann. Außerdem erhält sie einen Anamnesebogen, ein Merkblatt „Kurzinformation zu den ambulanten Operationen", in dem auch die erforderlichen Laborwerte angekreuzt sind, und ein Merkblatt zu der geplanten Operation.

Weiter werden schon vor dem OP-Tag folgende Formulare mit dem Computer gedruckt:

- Überweisung an den Anästhesisten,
- Überweisung an den Pathologen,
- AU-Bescheinigung,
- bei geplanter Laparoskopie ein Rezept über Ibuprofen in Tablettenform.

Vorbereitung der Patientinnen

Alle Patientinnen sollen 6 h vor der geplanten Operation nüchtern sein. Sie werden gebeten, Fingernagellack zu entfernen und auch die Augen ungeschminkt zu lassen, damit keine postoperativen Augenschmerzen auftreten. Außerdem sollten sie in den letzten 4–6 Tagen vor der Operation keine Schmerzmittel vom Typ der nichtsteroidalen Antirheumatika (u.a. Aspirin, Ibuprofen) eingenommen haben. Die Patientinnen werden nicht rasiert, sie erhalten keinen Einlauf und keine Psychopharmaka zum Einschlafen oder zur Beruhigung vor der Operation.

Mitzubringen sind: Vorlagen, Unterwäsche zum Wechseln, Strümpfe zum Wärmen der Füße während der Operation, möglichst Freizeitkleidung.

Gestellt werden: Operationshemd, Bettwäsche, Kaffee, Tee, Mineralwasser, Zwieback.

Voraussetzungen für die ambulante Durchführung einer Operation

1) Eigener Wunsch der Patientin, daß die Operation ambulant durchgeführt wird. Ist dieser Wunsch nicht vorhanden, kann es postoperativ zu Komplikationen kommen.

   Beispiel 1: Frauen aus arabischen Ländern, die häufig aus Kostengründen ambulant operiert werden, haben postoperativ vermehrt psychovegetative Beschwerden: Sie erbrechen viel und lassen sich schwer mobilisieren. Möglicherweise wollen sie ihrem Mann zeigen, daß sie eigentlich eine (teure) Krankenhausbehandlung vorziehen würden.

   Beispiel 2: Eine Patientin, OP-Schwester in einem Bonner Krankenhaus, wurde von dem einweisenden Arzt gedrängt, eine diagnostische Laparoskopie zur Abklärung erhöhter CEA-Werte ambulant durchführen zu lassen. Am Abend des Operationstages suchte sie, ohne den Operateur oder den betreuenden Arzt zu benachrichtigen, wegen Schmerzen das Krankenhaus auf, in dem sie arbeitet. Sie wurde dort 6 (!) Wochen lang behandelt: Nach 3 Wochen Diagnostik wurde eine Probelaparotomie durchgeführt, die das gleiche Ergebnis erbrachte wie die ambulant durchgeführte diagnostische Laparoskopie, nämlich keine Ursache für erhöhte CEA-Werte und keine Ursache für die Schmerzen.

2) In der Nacht nach einer großen oder mittelgroßen Operation sollte aus psychologischen Gründen eine Vertrauensperson in der Wohnung der Frischoperierten anwesend sein.

3) Große Operationen mit postoperativer Drainpflege oder stärkeren Wundschmerzen erfordern eine Pflegeperson im Hause.

4) Wohnt eine Patientin mehr als 20–30 min Autofahrt von der Praxis entfernt, sollte mit einem in der Nähe wohnenden Arzt (Gynäkologe, Hausarzt) verabredet werden, daß er am Abend der Operation oder auch nachts auf Anforderung einen Hausbesuch macht.

5) Patientinnen, die wegen einer bekannten Grunderkrankung postoperativ eine Intensivbehandlung benötigen, sollten in der Regel nicht ambulant operiert werden. Dazu gehören u. a.:

Ventilationsstörungen der Lunge, Herzrhythmusstörungen, ausgeprägtes Bronchialasthma, Patientinnen mit Stoffwechselentgleisungen.

Patientinnen mit stabilisierter Grunderkrankung, wie Diabetes, Hyperthyreose, Hypertonie, Epilepsie, auch Marcumarpatientinnen mit Quickwerten unter 30% haben wir ohne Komplikationen ambulant operiert, jedoch in intensiver Kooperation mit den betreuenden Fachärzten (Seibicke u. Brökelmann 1991). Diabetikerinnen z. B. können um 6 Uhr frühstücken und ihr Insulin spritzen; sie werden dann zwischen 12 und 13 Uhr operiert.

3 Operationstechnische Besonderheiten

3.1 Prinzipien des ambulanten Operierens

Die Prinzipien des ambulanten Operierens sind die gleichen wie die der konventionellen „stationären" Chirurgie. Sie können in allen Operationslehren nachgelesen werden (u.a. Käser et al. 1983).

Für das ambulante Operieren haben sich einige Prinzipien der plastischen Chirurgie besonders bewährt:

- ***So schonend wie möglich operieren***
  Das bedeutet kleine Hautschnitte sowie anatomisches Präparieren in natürlich vorkommenden Schichten.
- ***So fein wie möglich koagulieren***
  Intraabdominale Gefäße werden am besten bipolar koaguliert. In seltenen Fällen ligieren wir mit der Röder-Schlinge oder setzen einen Metallclip.
- ***So fein wie möglich nähen***
  Hautnähte sollten nach Möglichkeit mikrochirurgisch, d.h. unter Lupenvergrößerung, genäht werden (s. S. 13).
- ***So anatomisch wie möglich nähen***
  Um eine gute Adaptation der Haut zu erhalten, nähen wir z.B. das Korium doppelt, also in einer tiefen und einer oberflächlichen Schicht (s. Kap. 3.1).
- ***Wunden brauchen Ruhe zum Heilen***
  Die Wunden (besonders ihre tieferen Abschnitte) sollten durch entsprechende Verbände ausreichend stabilisiert werden, je nach Lokalisation und Größe der Wunde zwischen 1 und 3 Wochen.
- ***Prinzip der offenen Wundbehandlung***
  Vom 1. postoperativen Tag an sollten Luft und Wasser an die Wunde gelangen, z.B. durch Duschen, um eine Sekundärinfektion der Wunde von außen zu vermeiden.

- ***So wenig Medikamente wie möglich***
  Alle Medikamente, die die Wundheilung negativ beeinflussen können, u.a. Heparin oder Schmerzmittel wie nichtsteroidale Antirheumatika, sollten nach Möglichkeit fortgelassen werden.

3.2 Chirurgie der Haut und Bauchdecke

Präparation des Wundgebietes

Das Wundgebiet wird mit 0,4%iger Chlorhexidinlösung mittels Stieltupfer oder Waschlappen (z. B. bei größeren Brustoperationen) eingerieben. Allergische Reaktionen haben wir bislang nicht gesehen.

Bei vaginalen Eingriffen decken wir die Vulva mit einem speziell angefertigten Schlitztuch ab, das wegen der runden Ausschnitte für die Oberschenkel nicht herunterrutscht (Abb. 1). Das Tuch bedeckt den Bauch bis zum Nabel und erlaubt die bimanuelle Untersuchung mit sterilen

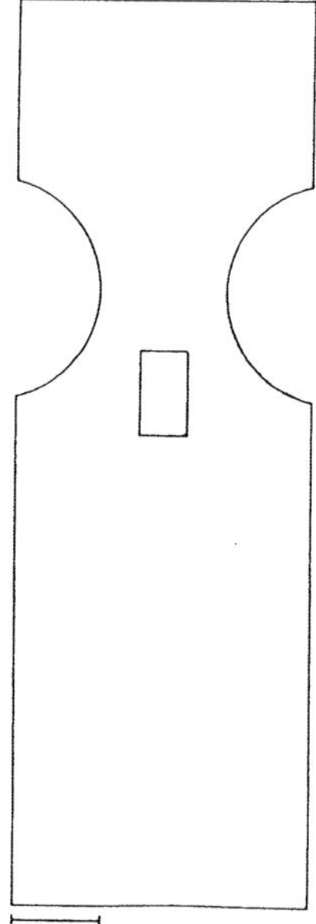

Abb. 1. Abdecktuch für vaginale Operationen

Handschuhen sowie die Ablage von sterilen Instrumenten auf dem Unterbauch.

Für Laparoskopien und kleine bis mittelgroße Brustoperationen benutzen wir ein großes Schlitztuch, dessen Schlitz an einem Ende rechtwinklig ca. 10 cm weit eingeschnitten wurde.

Inzision

Die Hautinzision sollte möglichst in den Spaltlinien erfolgen. Abweichend hiervon führen wir bei der offenen Laparoskopie meist eine Längsinzision im Nabel durch, da die Narbe nach Abheilung fast immer wie eine Hautfalte imponiert. Auch beim Mammakarzinom im oberen äußeren Quadranten haben wir für die Quadrantenresektion zuweilen einen Radiärschnitt gewählt statt des kosmetisch günstigeren semizirkulären Schnitts. Bei der isolierten axillären Lymphonodektomie wegen eines Mammakarzinoms wenden wir einen Schnitt an, der parallel zum Rand des M. pectoralis major verläuft (s. Kap. 3.5).

Das subkutane Fett wird nach Möglichkeit durch Spreitzen mit der Schere stumpf getrennt, weil dabei physiologische Schichten erhalten bleiben und sich gerissene Gefäße schneller schließen als durchschnittene. Faszien dagegen werden sauber dargestellt und mit der Schere scharf durchtrennt, z. B. das vordere Blatt der Rektusfaszie bei der Minilaparotomie.

Wundverschluß

Faszien werden mit Fäden der Stärke 4 metric (Nr. 1) als Einzelknopfnähte oder fortlaufend genäht. Subkutanes Gewebe wird im allgemeinen nicht durch Nähte adaptiert; nur bei Verschiebeplastiken, z. B. nach Quadrantenresektion, wird der Fettdrüsenkörper durch Einzelknopfnähte adaptiert.

Größere Wundhöhlen, die z. B. nach Mammaoperationen oder Bauchdeckenplastiken entstehen, werden drainiert. Für die meisten der Operationen genügt es, 3–4 h lang eine Saugdrainage zu legen. Nach Entfernen des Drains, also noch vor Entlassung der Patientin, muß die Wunde gut komprimiert und damit stabilisiert werden. Ist eine Kompression nicht möglich, z. B. bei größeren Wunden der Vulva, ist es evtl. günstiger, die Wundhöhle mittels einer Lasche (Streifen eines Latexhandschuhs) für einige Tage zu drainieren.

Die Haut wird entweder einschichtig, z. B. nach Minilaparotomie, oder doppelschichtig, z. B. nach Brustoperationen, genäht. Für die tiefe koriale Naht benutzen wir resorbierbare Fäden der Stärke metric 1 (5×0), für die oberflächliche koriale Naht nicht resorbierbare Fäden metric 0.7 (6×0). Die Hautnaht wird grundsätzlich unter lupenoptischer Vergrößerung (2fach) genäht.

Unmittelbar postoperativ werden Hautwunden mit Hilfe eines Coolpacks gekühlt oder es wird ein Druckverband angelegt (s. S. 45.

Alle Wunden werden offen behandelt, d. h. die Patientinnen können ab dem 1. postoperativen Tag duschen. Ein resorbierender Wundverband ist dann in der Regel nicht nötig.

Die Wunden, besonders die Subkutis, werden postoperativ mit Hilfe eines Stützverbandes (Idealbinden, Pelvis-Bandage, Kompressionsverband, Büstenhalter) stabilisiert, und zwar eine Nabelwunde etwa 3 Tage lang und eine Laparotomie- oder Mammawunde 7–12 Tage lang.

Bei Bauchdeckenplastiken und Axillaausräumungen ist es u. U. wegen ausgedehnter Serombildung notwendig, nach Ziehen der Drains etwa alle 3 Tage das Serom unter sterilen Kautelen zu punktieren.

3.3 Vaginale Eingriffe

Hysteroskopie

Eine Hysteroskopie, ggf. mit gezielter Probeexzision, ist aussagekräftiger und weniger traumatisierend als eine Abrasio. Deshalb wird sie m. E. in Zukunft die „blind“ durchgeführte Abrasio zumindest ergänzen, wenn nicht ersetzen.

Die Dilatation des Zervikalkanals führen wir überwiegend nur mit dem Hysteroskopschaft (Durchmesser ca. 3 mm) unter gleichzeitiger CO_2-Insufflation durch, indem wir die Spitze des Hysteroskops unter Sicht im Zentrum des Zervikalkanals vorschieben. Dieses Vorgehen hat den Vorteil, daß die Schleimhaut der Zervix und des Uterus durch Sondierung und Dilatation nicht verletzt wird und keine die Sicht beeinträchtigenden Blutungen auftreten. Nur in seltenen Fällen müssen wir mit kleinen Hegarstiften sondieren und dilatieren.

Wenn man das Operationshysteroskop benutzt, muß man zunächst den Zervikalkanal bis Hegar 6 dilatieren. Diese Dilatation führt manchmal zu Blutungen und damit zu einer Sichtverschlechterung. Andererseits ist das Blickfeld und die Ausleuchtung des Operationshysteroskops wesentlich günstiger als mit dem kleineren Hysteroskop, so daß wir das Operationshysteroskop dann benutzen, wenn wir für eine Abrasio den Zervikalkanal dilatieren müssen. Es hat sich bewährt, einige Sekunden zu warten, während die Spitze des Hysteroskops im Zervikalkanal liegt und insuffliert wird, damit das Cavum uteri gedehnt und beim Vorschieben des Hysteroskops der Zervikalkanal und das Kavum als dunkles Loch angezeigt werden.

Im Cavum uteri werden die Wände und die Tubenabgänge inspiziert und nach Polypen, Myomen oder Synechien abgesucht. Oberflächliche Blutungen, sofern sie nicht iatrogen durch Hysteroskop oder Uterussonde verursacht wurden, sind meist funktioneller Natur. Manchmal sind Karzinome gut zu erkennen; oft ist jedoch eine glandulär-zystische Hyperplasie mit Blutungen von einem neoplastischen Gewebe schwer zu unterscheiden. Bei Auffälligkeiten führen wir eine gezielte Probeexzision und (Strich)-Kürettage durch. Auch bei dislozierten okkulten Intrauterinspiralen kann die Spirale mittels des Hysteroskops gut geortet und dann mit einer Zange extrahiert werden.

Es ist aber auch vorgekommen, daß wir trotz intensiven Suchens eine im Endometrium eingebettete Spirale hysteroskopisch nicht gesehen haben. Bei anderer Gelegenheit haben wir hysteroskopisch ein glattes Endometrium diagnostiziert; die histologische Untersuchung ergab u. a. einen kleinen Polypen mit adenomatöser Hyperplasie, der sich offenbar im Niveau des Endometriums befand. In einem anderen Fall war bei der Abklärung eines Verdachts auf Extrauteringravidität das Endometrium bis auf eine Stelle, von der wir eine Probeexzision entnahmen, hysteroskopisch unauffällig. Die histologische Untersuchung der Probeexzision sowie des Abradats des Endometriums ergab nur Deziduazellen. Trotzdem entwickelte sich intrauterin Trophoblastgewebe, das 3 Wochen später durch Kürettage entfernt wurde. Es gibt also auch Grenzen der Hysteroskopie.

Abrasio

Die Abrasionen führen wir nach Möglichkeit in Kombinationsnarkose durch. Nach Einleitung der Vollnarkose wird eine Parazervikalblockade (PCB) gesetzt: Wir injizieren 7–10 ml 0,5%iges Mepivacain ohne Adrenalinzusatz beiderseits parazervikal bei 4 und 8 Uhr. Dabei achten wir darauf, daß die Spitze der Kanüle nur 2–3 mm unter die Vaginalhaut eindringt und damit außerhalb des Gebietes der uterinen Gefäße bleibt. Selbstverständlich muß immer eine Aspirationsprobe durchgeführt werden, damit das Lokalanästhetikum nicht in die Blutbahn und damit zum Herzen gelangt. Unserer Erfahrung nach erlaubt die Parazervikalblockade eine flache Narkose und führt wegen der Gefäßkontraktion zu einer geringeren Blutung aus uterinen Wunden sowie postoperativ zu einem anhaltenden analgetischen Effekt. Bei gut durchblutetem Uterus, z. B. in der Schwangerschaft, geben wir zusätzlich zur Parazervikalblockade 10 IE. Oxytocin auf 500 ml Elektrolytlösung i. v., um eine noch bessere Kontraktion des Uterus zu erreichen.

Wird die Abrasio ohne Vollnarkose, also in alleiniger Parazervikalanästhesie durchgeführt, injizieren wir 10 ml 0,5%iges Mepivacain ohne Adrenalin beiderseits und warten mit dem Beginn der Dilatation der Zervix mindestens 10 min.

Konisation, Portioplastik

Für die pathologisch-histologische Begutachtung von suspekten zytologischen Befunden ist m. E. die Messerkonisation unübertroffen. Bei dieser Operation ist die Parazervikalblockade ggf. mit adrenalinhaltigem Lokalanästhetikum zur Blutstillung besonders wichtig. Wir schneiden den Konus mit einem abgewinkelten Konisationsmesser und markieren ihn bei 12 Uhr mit einer Einzelknopfnaht. So können präoperativ erhobene kolposkopische Befunde gut mit den histologischen verglichen werden. Zur Blutstillung haben wir früher eine Portioplastik mittels Sturmdorff-Naht durchgeführt. Um postoperative Zervixstenosen zu vermeiden und eine kolposkopische Kontrolle des Zervixkanals zu ermöglichen, säumen wir heute die Konuswunde nur mit einer fortlaufenden Naht [resorbierbare Kunststoffäden Stärke 4 metric (Nr. 1)]. Eine Dochttamponade (1 cm breite Mullbinde), die bis ins Kavum reicht, sorgt für Sekretabfluß. Die Tamponade wird am 1. postoperativen Tag gezogen.

Marsupialisation

Bartholin-Zyste: Einige Millimeter vor dem Hymenalsaum legen wir eine 3 – 4 cm lange Stichinzision parallel zum Hymenalsaum. Die Inzision wird bis zur Abszeßhöhle geführt. Unter Lupenvergrößerung wird die Abszeßwand an die äußere Haut mit feinen Einzelknopfnähten adaptiert und so ein neuer Ausführungsgang geschaffen. Am Ende der Operation infiltrieren wir häufig das Wundgebiet mit Mepivacain zur Schmerzlinderung. Wir legen keine Tamponade. Die Patientin kann vom Operationstag an duschen. Antibiotika, z.B. Doxycyclin 100 mg täglich, geben wir nur, wenn die Entzündung zu einer interstitiellen Vulvitis geführt hat.

Nach eigenen Untersuchungen können die Ausführungsgänge der Bartholin-Drüse sowohl doppelt als auch verzweigt angelegt sein. Diese anatomischen Anomalien sind wahrscheinlich Ursache für Rezidive.

Paraurethrale Zyste: Diese ist meist eine Retentionszyste des Ausführungsgangs der Skene-Drüse. Ich marsupialisiere sie unter lupenoptischer Vergrößerung mit resorbierbaren Kunststoffäden der Stärke metric 1 oder 0.7 wie bei den Bartholin-Zysten.

Scheideneingangsplastik

Sie wird in „klassischer" Weise durch Verschiebeplastiken, Z-Plastiken oder einfache Längsspaltung und Quervernähung besorgt. Wir nähen unter lupenoptischer Vergrößerung mit feinen Fäden.

Hintere Scheidendammplastik

Eine hintere Scheidendammplastik verursacht postoperativ etwa 1 Woche lang Schmerzen, die stärker als Schmerzen nach einer Laparoskopie oder einer Brustoperation sind, obwohl wir die Scheidennaht fortlaufend und die Dammnaht intrakutan nähen. Die Schmerzen werden m.E. von den Levatorennähten verursacht. Zur Schmerzlinderung injizieren wir am Ende der Operation in die Levatoren Bupivacain. Für die postoperativen Tage erhält die Patientin Ibuprofen-Tabletten.

Enterozelenoperation

Wichtig ist, daß die Diagnose präoperativ gestellt wurde, damit genügend Operationszeit eingeplant werden kann. Natürlich müssen das entsprechende Instrumentarium, z. B. Breisky-Spekula, und 2 Assistenten vorhanden sein. Nach Präparation des Peritonealsackes wird das Peritoneum durch „hohe" Tabaksbeutelnähte verschlossen und die hintere Plastik in „klassischer" Weise angeschlossen. Die Wunden im kleinen Becken führen ähnlich wie nach Laparoskopien nicht zu vermehrten Schmerzen.

Vordere Scheidenplastik

Eigene Erfahrungen mit der ambulanten Durchführung dieser Operation liegen bislang nicht vor. Ich sehe jedoch kein Problem, die Operation in klassischer Weise auszuführen und anschließend einen suprapubischen Katheter zu legen. Suprapubische Katheter werden auch bei anderer Gelegenheit in der ambulanten Versorgung eingesetzt, z. B. bei Querschnittsgelähmten. Die Pflege des Katheters muß sorgfältig und täglich durchgeführt werden (s. Kap. 4).

Vaginale Hysterektomie

Die vaginale Hysterektomie führen wir im Grunde „klassisch" durch, meist ohne, manchmal mit Stürzen des Uterus.

Die Operation beginnt mit einer diagnostischen Laparoskopie, um Uterus und Adnexe beurteilen zu können. Dann wird der Uterus in klassischer Weise von vaginal aus exstirpiert. Das Peritoneum wird nicht genäht. Für den Scheidenverschluß lege ich 2 Ecknähte unter Mitfassen der parametranen Absetzungsbündel. Die Scheide wird dann zwischen den Ecknähten durch eine fortlaufende evertierende Naht mit resorbierbaren Kunststoffäden Stärke metric 3 (2×0) gut verschlossen. Die evertierende Naht dient zur Kompression der korealen Gefäße der Scheidenhaut, aus denen es häufig blutet. Anschließend wird erneut ein Pneumoperitoneum hergestellt und eine 2. Laparoskopie durchgeführt. Mit dem Aquapurator wird das kleine Becken sorgfältig gespült. Noch blutende Gefäße werden bipolar koaguliert. Durch die beiden suprasymphysären Einstiche, die wir bei der operativen Laparoskopie meist benötigen, wird dann zur postoperativen Kontrolle der Blutung je ein Silikondrain in das kleine Becken gelegt. Über diese Silikondrains erfolgt eine Peritoneallavage. Die Drains werden nach 3–4 h entfernt. Wenn bis dahin keine Zeichen einer intraabdominalen Blutung aufgetreten sind, kann man meiner Erfahrung nach sicher sein, daß keine Nachblutung mehr erfolgen wird.

Wenn 1–2 h nach der Operation kein Anhalt für eine intraabdominale Blutung besteht, bieten wir der Patientin Flüssigkeit per os an. Die Patientinnen werden am Nachmittag des Operationstages aus der Tagesklinik nach Hause entlassen.

3.4 Laparoskopische Eingriffe

Die laparoskopischen Eingriffe werden im allgemeinen „klassisch", d. h. wie bei Frangenheim (1977) und Semm (1976, 1984) beschrieben, durchgeführt. Auf diesem Gebiet der mikroinvasiven Chirurgie sind aber in den letzten Jahren große Fortschritte gemacht worden. Deshalb sollen im folgenden eigenes Vorgehen und eigene Erfahrungen beschrieben werden.

Offene Laparoskopie

Ich habe beide Methoden der Laparoskopie, die geschlossene und die offene (Koenig 1982), jahrelang praktiziert. Aus Sicherheitsgründen führe ich ambulant immer die offene Laparoskopie durch.

Nach eigener Erfahrung mit über 1500 offenen Laparoskopien sehe ich folgende *Vorteile:*

- Es gibt praktisch keine Verletzungen von Darm, großen Bauchgefäßen oder Uterus.
- Durch die 1,5–2 cm lange Nabelwunde können Myome, Salpingen, Ovarien und Tumoren gut entfernt werden.
- Das Nabelloch ist jederzeit nach kaudal oder kranial erweiterbar, um größere Tumoren aus der Bauchhöhle zu extrahieren (s. S. 33).
- Die 1,5–2 cm lange Hautwunde kann gut in einer Längsfalte des Nabels oder bei querverlaufender kaudaler Hautfalte in dieser „versteckt" werden.

- Nach Einsetzen des konusförmigen Laparoskophalters kann das Pneumoperitoneum sofort mit Highflow hergestellt werden. Dadurch wird viel Zeit gespart. Im Endeffekt dauert die offene Laparoskopie kaum länger als die geschlossene.
- Eine Adhäsiolyse ist auch um den Nabel herum möglich.
- Hämatome oder Infektionen traten nicht mehr auf, seit wir in den ersten postoperativen Stunden keine peripher wirksamen Analgetika mehr geben, den Nabel präoperativ sehr sorgfältig säubern und postoperativ die Nabelgegend mit einem Coolpack kühlen.

Vorgehen bei der offenen Laparoskopie: Die Patientinnen erhalten ein Merkblatt, in dem sie aufgefordert werden, den Nabel vor der Operation zu säubern. Unmittelbar präoperativ wird der Nabel nochmals gereinigt. Wir verwenden ca. 5 cm lange Stückchen einer Mullbinde (1 cm breit) und 0,4% Chlorhexydinlösung. Mit einer anatomischen Pinzette wird der Nabelgrund aufgehalten, das Stückchen Mull mit der chirurgischen Pinzette gefaßt und der Nabel mit dem Mulläppchen unter Drehen der Pinzette gereinigt, bis die Haut frei von Belägen ist.

Zur Hautinzision wird der Nabel mit der chirurgischen Pinzette gespreizt und eine 3–4 mm tiefe Inzision von der Nabelmitte aus mit dem nach kaudal gerichteten Stichskalpell gesetzt. Die Inzision wird zwischen den Branchen der chirurgischen Pinzette 1,5–2 cm nach kaudal geführt. Cave: Bei schlanken Patientinnen kann bei zu tiefer Inzision leicht die Rektusfaszie eröffnet werden!

Die Subkutis wird mit spreizenden Scherenschlägen gespalten und die Faszie stumpf freipräpariert. Dabei halten wir die Wunde mit S-förmigen Wundhaken oder schmalen Langenbeck-Haken offen. Uns erscheinen die schmalen S-förmigen Haken nach Semm am günstigsten. Die Rektusfaszie wird 1–2 cm rechts von der Mittellinie mit Kocher-Klemmen gefaßt und dann mit der Schere quer inzidiert. Die Faszienränder werden mit einem U-förmig gelegten Vicrylfaden angezügelt und angespannt. Mit einer Overholt- oder Zenker-Klemme wird dann der mediale Rand des M. rectus abdominis etwas nach lateral gedrängt und durch Spreizen der Klemme von der Rektusscheide stumpf abgeschoben. Mit einem Wundhaken (s. oben) wird der M. rectus abdominis nach lateral gehalten. Dann wird das hintere Peritonealblatt mit der Overholt- oder Zenker-Klemme ruckartig durchstoßen. Zu diesem Zweck wurden die Branchenenden der Overholt-Klemme kegelförmig gefeilt (s. S. 76), oder es wird eine Zenker-Klemme benutzt, deren Enden schmaler sind. Die Öffnung im Peritoneum wird durch Spreizen der Klemme erweitert. Zwischen den gespreizten Branchen der Klemme werden 2 Wundhaken eingesetzt, zwischen denen dann die Laparoskophülse mit dem Gleitkonus eingeführt wird. Der Laparoskophalter wird mit Hilfe des Faszienhaltefadens (Stärke 4 metric) an die Bauchdecke fixiert.

Der Laparoskophalter kann entfernt werden, um z. B. größere Gewebestücke durch die Nabelwunde zu extrahieren. Dazu muß nur der Haltefaden gelöst werden. Zum Wiedereinsetzen des Laparoskophalters wird der Wundkanal mit der geschlossenen Overholt-Klemme sondiert, die Wundhaken werden wieder eingesetzt und der Laparoskophalter eingeführt.

Bei einer vaginalen Intervention, z. B. einer Hysterektomie, kann der Laparoskophalter in der Nabelwunde belassen werden, nur das Pneumoperitoneum wird vorübergehend abgelassen.

Zweit- und Dritteinstiche können fast überall im Abdomen plaziert werden, wenn dort die Bauchinnenwand endoskopisch einsehbar ist. Die wenigsten postoperativen Schmerzen bereiten unserer Erfahrung nach ein suprasymphysärer Einstich in der Mittellinie am Rande der Pubesbehaarung oder Einstiche in vorhandene Laparotomienarben. Für laterale Einstiche müssen epigastrische Gefäße durch Diaphanoskopie dargestellt werden; ein Einstich lateral der epigastrischen Gefäße muß senkrecht durch die Bauchwand erfolgen, damit die epigastrischen Gefäße nicht durch schräge Führung des Trokars verletzt werden (s. unten).

Nach Abschluß der Laparoskopie wird das restliche, im Abdomen befindliche Gas durch die offene Laparoskophülse exprimiert und die Hülse dann entfernt. Der Haltefaden wird geknüpft und damit die Faszienlücke geschlossen. Dabei wird darauf geachtet, daß kein Netzzipfel in die Wunde schlüpft. Durch das Zur-Seite-Schieben des M. rectus abdominis zu Beginn der Operation legt sich der Muskel nach Herausnahme der Laparoskophülse wieder kulissenartig vor die Öffnung in der Rektusfaszie. Dieser Kulissenmechanismus stellt eine gute Vorsorge gegen Netzprolaps dar und macht eine Fasziennaht häufig überflüssig.

Es folgt die Revision der Wunde auf Bluttrockenheit, ggf. wird mit der bipolaren Pinzette, die von der Laparoskopie her noch angeschlossen ist, koaguliert. Die Haut wird durch eine Intrakutannaht mit feinen resorbierbaren Kunststoffäden verschlossen. Die fortlaufende Naht beginnt

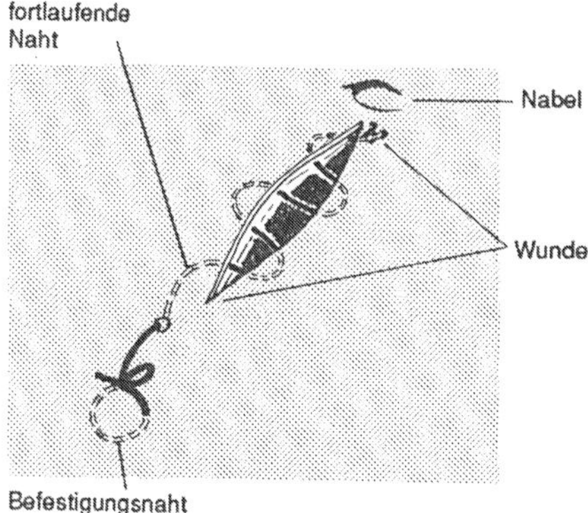

Abb. 2. Laparoskopie: Naht der Nabelwunde

mit einen versenkten Knoten im kranialen Wundwinkel, d.h. im Nabelzentrum. Sie faßt die tiefen (!) Schichten des Koriums zur Blutstillung. Der Faden wird etwa 1 cm unterhalb des kaudalen Wundwinkels ausgestochen und mit einer Einzelknopfnaht in der Haut fixiert (Abb. 2).

Zum Entfernen des Fadens wird die Einzelknopfnaht mit einer kleinen spitzen Schere, z.B. einer feinen Nagelschere, durchtrennt, der fortlaufende Faden wird angespannt und dicht über der Haut abgeschnitten.

Erfahrungen bei der operativen Laparoskopie

Tubenkoagulationen: Wir koagulieren seit einiger Zeit die Tuben im isthmo-ampullären Bereich an 3 nebeneinanderliegenden Stellen mit der breiten bipolaren Pinzette, so daß eine 2–3 cm lange Strecke verkocht wird. Dabei achten wir darauf, daß die Tuben vollständig koaguliert werden: Die Koagulation wird so lange fortgeführt, bis keine Blasen mehr im Gewebe entstehen. Manchmal haftet das koagulierte Gewebe an einer der Branchen der Pinzette; die Pinzette kann durch Kippen bzw. Drehen der Branchen immer vom Gewebe gelöst werden.

Früher haben wir koaguliert, bis das Gewebe weiß wurde und sich Blasen bildeten. Nach solchen Koagulationen ist es jedoch zu Sterilisationsversagern gekommen; die Mukosa der Tube regenerierte sich offenbar. Da auch ein vollständiges Durchtrennen der koagulierten Stellen zu häufigeren Versagern führen soll (s. Käser et al. 1983), wahrscheinlich über eine Fistelbildung, bleiben wir z.Z. bei der beschriebenen Methode. M.E. kommt es darauf an, daß die Tube vollständig und breit koaguliert wird, damit das Gewebe im Zentrum des koagulierten Bezirks sich nicht regenerieren kann. Eine Assistenzperson überprüft das Koagulationsergebnis.

Ovarialtumoren: Bei allen Ovarialtumoren ist eine präoperative Vaginosonographie unerläßlich, um die Beschaffenheit des Tumors (solide, zystisch, ein- oder mehrkammerig) festzustellen. Bei >5 cm großen oder mehrkammerigen Zysten und bei soliden Tumoren sollte im präoperativen Gespräch immer besprochen werden, daß ggf. eine Ovarektomie aus operationstechnischen Gründen oder wegen Krebsverdachts durchgeführt werden muß. In der Postmenopause sollten Ovarialtumoren, auch wenn sie nur einseitig auftreten, wegen der Gefahr einer Entartung im kontralateralen Ovar durch eine beidseitige Adnexektomie behandelt werden.

Nach Möglichkeit werden Zysten immer vollständig exstirpiert. Bei größeren Zysten wird punktiert und die Aspirationsflüssigkeit zur histologischen Untersuchung aufbewahrt. Dann wird die Zystenwand gefenstert, die Innenwand der Zyste inspiziert und das „Fenster" histologisch untersucht. Das weitere Vorgehen richtet sich nach der Festigkeit der Zystenwand: Bei festen Wänden wird der Zystenbalg mit der Biopsiezange oder der arretierenden Faßzange gehalten und aus dem umgebenden Ovargewebe herausgedreht, wobei das Ovargewebe mit der Peritonealschere zurückgestreift wird. Der die Zyste versorgende Gefäßstiel wird koaguliert oder (selten) mit dem Ethi-Binder ligiert. Das Ovar und das kleine Becken werden mehrfach gespült, Blutungen ggf. bipolar koaguliert. Das Ovarwundbett bleibt offen. Postoperativ wird das kleine Becken mehrfach mit Ringer-Laktat-Lösung gespült, bis die Spülflüssigkeit nur noch leicht rötlich ist.

Ist die Zystenwand dünn und brüchig, z.B. bei einer Corpus-luteum-Zyste, kann der Zystenbalg nicht exstirpiert werden. Es folgt nur eine Peritoneallavage.

Hydroperitoneum, Peritoneallavage: Durch einen oder beide suprasymphysären Einstiche wird je ein 5 mm dicker Silikondrain mit mehreren Seitenlöchern (hergestellt aus Meterware) unter laparoskopischer Sicht in das kleine Becken eingeführt. Jeder Drain wird mittels einer Einzelknopfnaht mit Gleitknoten an die Bauchwunde fixiert.

Zur Peritoneallavage werden 1000 ml einer körperwarmen (etwa 38 °C) Ringer-Laktat-Lösung über einen Zeitraum von mindestens 30 min infundiert. Zum Anwärmen der Perfusionslösung auf 38 °C hat sich ein Blutwärmegerät bewährt. Die Spülflüssigkeit kann innerhalb von 5 – 10 min in einen geschlossenen Urinbeutel abgelassen werden.

Vor Entfernen der Drains werden noch einmal 1000 ml Ringer-Laktat-Lösung instilliert, die Drains werden gezogen und die suprasymphysären Wunden durch Nachziehen der gelegten Einzelknopfnähte (Gleitknoten) adaptiert. Dann wird ein Kompressionsverband mittels zweier elastischer Binden (10 cm breit) um das Becken angelegt. Ohne den Kompressionsverband tritt häufig Flüssigkeit aus dem Abdomen aus. Das Hydroperitoneum ist in der Regel am 1. postoperativen Tag sonographisch nicht mehr nachweisbar, d.h. es wird innerhalb von Stunden resorbiert.

Ovarektomie, Adnexektomie: In der Vergangenheit haben wir das zum Ovar ziehende Gewebe (Lig. suspensorium ovarii, Mesovar, Lig. ovarii proprium) mit 3 Röder-Schlingen ligiert. Das Ovar wurde dann scharf mit der Hakenschere abgetrennt und durch die Nabelwunde extrahiert.

Da die Patientinnen nach einer Ligatur häufig über stärkere Schmerzen klagten, sind wir dazu übergegangen, die zum Ovar führenden Gewebestränge nur bipolar zu koagulieren und mit der Hakenschere zu durchtrennen. Falls notwendig, können Einzelgefäße entweder bipolar koaguliert, ligiert oder mit einem Metallclip versehen werden. Wir kommen jetzt fast immer nur mit der bipolaren Koagulation aus. Es treten postoperativ weniger Schmerzen auf. Ich erkläre mir dieses folgendermaßen: Die zur Absetzungsstelle führenden Nerven werden bei bipolarer Koagulation ebenso wie das umgebende Gewebe koaguliert und leiten nicht mehr; bei einer Ligatur hingegen entstehen wahrscheinlich unmittelbar vor der Ligatur Stauungen im Gewebe, die die vermehrten Schmerzen verursachen.

Bei größeren Adnextumoren, die nicht durch Punktion verkleinert werden können, ligieren wir den zum Ovar führenden Gewebestiel mit einer Röder-Schlinge. Dann wird der Adnextumor mit dem Myomzerkleinerer, der gleichzeitig eine Absaugvorrichtung für das zerkleinerte Gewebe hat, abgetragen. Dieses Zerkleinern ist mühsam und erschwert dem Pathologen die Begutachtung des Gewebes; es ist jedoch eine praktikable Lösung, um größere Gewebeanteile aus dem Bauchraum zu entfernen, ohne größere Bauchwunden zu setzen. Alternativ kommt eine „Entsorgung" des größeren Tumors durch eine 20 mm-Extraktorhülse, die suprasymphysär oder im Nabel eingeführt wird, oder über eine hintere Kolpotomie in Frage (Lueken et al. 1991).

Es ist selbstverständlich, daß nach solchen Tumorzerkleinerungen das kleine Becken oder auch der gesamte Bauchraum mehrfach und ausgiebig gespült wird.

Paraovarialzysten (Hydatiden): Kleinere Hydatiden exstirpieren wir nicht mehr wie früher, sondern koagulieren sie bzw. den Gefäßstiel nur bipolar und überlassen sie der intraabdominalen Resorption.

Größere Paraovarialzysten können an den sich kreuzenden Gefäßen von Zystenwand und darüberliegendem Peritoneum diagnostiziert werden. Wir schälen sie nach Möglichkeit in toto aus. Das Peritoneum wird offengelassen und eine Peritoneallavage angeschlossen.

Myome: Kleinere Myome werden am besten nur bipolar koaguliert. Bei größeren Myomen gehen wir je nach anatomischer Gegebenheit folgendermaßen vor:

Bei gestielten Myomen wird der Stiel bipolar koaguliert und das Myom entweder in situ belassen oder abgetrennt und extrahiert. In seltenen Fällen muß das Wundbett durch eine oder mehrere Einzelknopfnähte adaptiert werden. Dazu ist das extrakorporale Knüpfen und das Benutzen eines Knotenschiebers einfacher als das intrakorporale Knüpfen mittels Instrumente.

Bei intramural-subserösen Myomen wird die Myomkapsel mit dem monopolaren Schneidemesser längs gespalten. Blutungen aus den Wundrändern werden ggf. bipolar koaguliert. Die so behandelten Myome brechen auf und wandern in der Regel nach außen, d.h. sie werden zu gestielten subserösen Myomen. Der Uterus reformiert sich unter den nach außen wandernden Myomen.

Myome sind m.E. immer Ausdruck eines relativen Hyperöstrogenismus; dieses sollte postoperativ berücksichtigt und ggf. eine Gestagentherapie eingeleitet werden.

Adhäsiolyse: Adhäsiolysen werden unserer Erfahrung nach am besten mit einer vorn stumpfen Peritonealschere und einer atraumatischen

Faßzange durchgeführt. Hakenscheren schneiden die Adhäsionen häufig schlecht. Wir lösen die meisten Adhäsionen stumpf oder scharf ohne vorherige Koagulation. Eine Blutstillung ist fast nie notwendig, nur gelegentlich müssen am Netz Blutungen bipolar koaguliert werden. Während der Adhäsiolyse sollte häufig mit dem Aquapurator gespült werden, besonders auch zwischen Gewebeschichten (Aquadissektion). Ist der Darm beteiligt, z. B. bei Endometriose oder Divertikulitis, kann die Adhäsiolyse schwierig sein, sie muß ggf. aufgegeben werden.

Bei Adhäsiolysen sollten nach Möglichkeit Gewebeproben der Adhäsionen für die histologische Untersuchung entnommen werden. Der Pathologe kann die Aktivität des Narbengewebes beurteilen sowie Adhäsionen aufgrund von Fremdkörperreaktionen (z. B. auf Talkum oder Dextranlösungen) diagnostizieren.

Fimbriolysen und Fimbrioplastiken können ebenfalls am besten mit der Peritonealschere durchgeführt werden. Vorsicht ist bei Adhäsionen zwischen Ovar und Beckenwand geboten, da hier der Ureter unmittelbar unter dem Peritonealüberzug verläuft. Diese Verwachsungen können sehr fest sein, z. B. bei Endometriose. Im Zweifelsfalle sollte immer der Ureter dargestellt werden. Es gibt aber auch gefäßführende Verbindungen zwischen Ovar und Beckenwand, die möglicherweise kongenital sind, denn sie enthalten eine kleine Arterie. Diese muß gut koaguliert werden.

Bei festen Netzverwachsungen muß das Bauchnetz ggf. bipolar koaguliert und dann mit der Schere durchtrennt werden. Eine Ligatur mittels Röder-Schlingen kann in seltenen Fällen zur Blutstillung notwendig sein.

Nach allen ausgedehnten Adhäsiolysen und bei bestehendem Kinderwunsch führen wir postoperativ immer eine Peritoneallavage mit anschließendem Hydroperitoneum durch. Bei Rezidiven behandeln wir außerdem systemisch mit Kortison (Tabelle 1).

Adnexitis: Wir behandeln alle Infektionen des kleinen Beckens, egal ob frische oder chronische, durch Adhäsiolyse, Abszeßeröffnung und ausgiebige Peritoneallavage (Raatz et al. 1990). Die Spülungen werden bis zum Spätnachmittag fortgesetzt.

Mikrochirurgische Refertilisierung: Diese ist endoskopisch möglich und damit auch ambulant durchführbar. Jedoch ist die Durchführung mit

Tabelle 1. Schema der Kortisongabe zur Adhäsionsprophylaxe (z. B. Prednisolon, 1 Tbl. = 50 mg)

Tag 1:	250 mg i.v. (intraoperativ)	
Tag 2:	150 mg oral	(3 Tbl.)
Tag 3:	100 mg oral	(2 Tbl.)
Tag 4:	75 mg oral	($1\frac{1}{2}$ Tbl.)
Tag 5:	50 mg oral	(1 Tbl.)
Tag 6:	50 mg oral	(1 Tbl.)
Tag 7:	25 mg oral	($\frac{1}{2}$ Tbl.)
Tag 8:	25 mg oral	($\frac{1}{2}$ Tbl.)
Tag 9:	25 mg oral	($\frac{1}{2}$ Tbl.)

einigen Problemen behaftet: Wenn man Erfahrung in der Mikrochirurgie der Tube hat, reicht die 3- bis 4fache Vergrößerung des Laparoskops aus, um die Muscularis der Tube zu erkennen. Günstiger wäre es aber, wenn Laparoskope mit 6- bis 10facher Vergrößerung zur Verfügung stünden.

Das intraabdominale Knüpfen von Fäden der Stärke metric 0.7 kann sehr mühsam sein, wenn die Assistenz den Knüpfvorgang nicht über einen Videoschirm mitverfolgen kann. Deshalb sollte eine Videokette mit 1 oder 2 Monitoren benutzt werden können.

Zur Blutstillung injizieren wir POR-8-Lösung in die Mesosalpinx. Das verschlossene Tubenstück wird mit der Hakenschere exzidiert. Blutungen werden mit der feinen bipolaren Pinzette koaguliert. Nach der Adaptation der Salpinx mit einer Einzelknopfnaht folgt die Adaptation der Muscularis mit mehreren Einzelknopfnähten der Stärke metric 0.7 und der Verschluß des Peritoneums. Splinte oder Fibrinkleber haben wir bislang nicht benutzt. Postoperativ wird eine Peritoneallavage durchgeführt.

Wichtig ist bei solchen längerdauernden Operationen die Lagerung der Patientin. Da sie sich in Kopftieflage befindet, wird ein starker Zug auf die Unterschenkel ausgeübt. Ein Teil des Gewichts der Patientin wird also von den Unterschenkeln der Patientin aufgefangen. Deshalb müssen die Beinhalter gut gepolstert sein, damit der N. perineus nicht beschädigt wird. Das gilt besonders für Patientinnen, die wenig Unterhautfettgewebe haben (mager sind) und Raucherinnen sind. Bei ihnen ist die Gefahr einer Nervenlähmung erhöht.

Wegen dieser Schwierigkeiten haben wir die letzten Refertilisierungsoperationen wieder am offenen Bauch unter mikrochirurgischen Bedingungen durchgeführt.

Antefixationsoperation: Eine Antefixation durch Duplikation des rechten und linken Lig. teres uteri mittels Einzelknopfnähten (nicht resorbierbare Kunststoffäden Stärke metric 3 (2×0)) haben wir mehrfach durchgeführt. Ein positiver Langzeiteffekt auf Dysmenorrhöen ist jedoch nicht gesichert.

LUNA (Laparoscopic Uterine Nerve Ablation): Darunter verstehen wir die Verödung des retrozervikalen, subperitonealen Nervengeflechts zur Schmerzausschaltung bei Dysmenorrhö. Die Operation kann mittels bipolarer Koagulation oder Laser durchgeführt werden. Zunächst muß der Ureter lokalisiert werden. Dann wird das Gebiet zwischen Ureter und Lig. sacrouterinum bis in eine Tiefe von etwa 3 mm koaguliert. Langzeitergebnisse liegen noch nicht vor (Perez 1991).

Appendektomie: Nach bipolarer Koagulation des Mesenteriolums wird letzteres durchtrennt und die Appendixbasis freipräpariert. Es folgt eine 3fache Endoligatur der Basis der Appendix, entweder mit der Röder-Schlinge oder mit einer extrakorporal geknüpften Naht. Die Appendix wird unterhalb der Ligatur mit der Hakenschere abgetrennt und, z. B. durch eine 20 mm-Hülse, durch die Bauchdecke extrahiert. Es folgt ein ausgiebiges Spülen des Stumpfs und der Bauchhöhle mit dem Aquapurator.

Die Patientinnen klagen in den ersten 2–3 Tagen häufiger über Schmerzen, als wir es von Operationen im kleinen Becken gewohnt sind. Möglicherweise spielt hier die Verwendung der Endoligatur eine Rolle (s. S. 24, Ovarektomie). Eine Injektion von 2–3 ml 0,5% Bupivacain in das Lumen der Appendix vor der Ligatur bringt häufig Schmerzfreiheit. Intraoperativ führen wir eine Antibiotikaprophylaxe, z. B. mit 5 g Ampicillin, durch.

Als Komplikation werden sterile Spätabszesse beschrieben, die möglicherweise auf eine nicht ausreichende Spülung des Abdomens zurückzuführen sind. Bei postoperativem Fieber sollte deshalb nicht gleich laparotomiert, sondern zunächst nur relaparoskopiert werden, da eine Nahtinsuffizienz der Endoligatur nur selten die Ursache für das Fieber ist. Es sollte ausgiebig gespült werden und über die Drainagen die Peritoneallavage über einige Stunden, ggf. Tage, fortgeführt werden.

Extrauteringravidität (EU): Zunächst müssen vorhandene Blutkoagel durch ausgiebiges Saugspülen entfernt werden. Bei einem Tubarabort wird das Choriongewebe, das noch im Fimbrientrichter haftet, abgesaugt. Bei Blutungen kann lokal POR-8-Lösung (0,05 IE/ml = 1 A. Ornipressin/50 ml NaCl-Lösung) in die Tubenwand und in die Gefäßbündel (Lig. suspensorium ovarii, Lig. ovarii proprium) injiziert werden.

Das Vorgehen bei EU richtet sich nach der Größe der Fruchtanlage, nach dem vorhandenen Instrumentarium und nach der Erfahrung des Operateurs:

- Bei größeren (>2 cm) Auftreibungen der Tube oder β-HCG-Werten >2000 IE koagulieren wir auf der der Mesosalpinx gegenüberliegenden Seite des Tumors einen ca. 3 mm breiten Streifen mit der feinen bipolaren Pinzette und durchtrennen das Gewebe mit einer spitzen Schere. Wir verwenden hierzu keinen monopolaren Strom wegen der Möglichkeit von Darmverletzungen (s. S. 30). Das Schwangerschaftsprodukt wird abgesaugt, dabei muß es z. T. von der Tubenwand mit Instrumenten stumpf gelöst werden. Die Tube bleibt offen. Meist hat sie sich am Ende der ausgiebigen Peritoneallavage wieder weitgehend reformiert.
- Bei kleineren Fruchtanlagen können in die Anlage und in die Tubenwand 5–10 ml einer 50%igen Glukoselösung (Lang et al. 1990), 5–10 mg Dinoprost (Prostaglandin F2a, Degenhardt et al. 1991) oder Zytostatika, z. B. Methotrexat (Kooi u. Kock 1990), lokal injiziert werden. Wir benutzen die hyperosmolare Glukoselösung.

Nachsorge: Das β-HCG im Serum sollte 1 bis 2mal wöchentlich bestimmt werden. Die Werte müssen nach 21 Tagen auf weniger als 3 IE abgesunken sein. Ist das nicht der Fall, könnte hierfür ein Persistieren von Choriongewebe der Grund sein (7–12% aller Fälle). Es sollte entweder eine laparoskopische Intervention oder eine systemische Behandlung mit Methotrexat erörtert werden.

Wir erlebten bei unseren Patientinnen folgende Komplikationen:

Fall G.: Nach Ausräumung einer EU im ampullären Teil der Tube fühlte sich die Patientin wohl, bis sie 4 Wochen nach der Primäroperation eine intraabdominale Blutung bekam. Es wurde ein kleines Stück Trophoblastgewebe in der Längswunde der Tube gefunden. Die histologische Begutachtung des Gewebes von der ersten Operation hatte aktives Trophoblastgewebe ergeben. Es ist zu überlegen, ob bei einer solchen Diagnose postoperativ systemisch mit Methotrexat behandelt werden müßte.

Fall M.: Eine kleinere Extrauteringravidität im isthmischen Bereich wurde mittels 50%iger Glukoselösung behandelt. Nach 4 Wochen begab sich die Patientin wegen Unterleibsschmerzen in eine Klinik. Die HCG-Werte waren negativ. Sie wurde relaparoskopiert. Es fand sich keine Blutung. Gewebe aus dem ehemaligen EU-Bett wurde exzidiert. Histologisch fanden sich nur Narben, kein Trophoblastgewebe. Offenbar können nach erfolgreicher EU-Operation Krampfzustände der Tube auftreten, die möglicherweise durch Narben ausgelöst werden.

Allgemeine intraoperative Probleme

Lagerung der Patientin: Alle Auflagen des Operationstisches und der Beinhalter müssen mit isolierendem Polstermaterial ausgestattet sein, damit nicht durch Feuchtigkeit eine Verbindung zwischen Patient und Erde zustandekommt. Jede Erdverbindung bedeutet Ableiten von elektrischen Strömen und damit Verbrennungsgefahr für die Patientin.

Bei länger dauernden Operationen muß mit der Gefahr von Nervendruckschäden gerechnet werden.

Fall P.: Nach einer 5 1/2stündigen mikrochirurgischen Refertisilierungsoperation in Kopftieflage kam es zu einer passageren Druckschädigung der beiden Nn. peronei. Die Unterschenkel lagen in Beinhaltern, die, obwohl sie von der Herstellerfirma als Operationshalter deklariert waren, offenbar nicht ausreichend gepolstert waren. Erschwerend kam hinzu, daß die Patientin untergewichtig und starke Raucherin war. Wir haben deshalb für beide Beinhalter zusätzliche Polster mit isolierendem Material anfertigen lassen, außerdem polstern wir jetzt die Gegend des Fibulaköpfchens mit Schaumstoff ab. Bei längeren Operationen kann außerdem ein Teil des Körpergewichts mittels Schulterstützen abgefangen werden.

Koagulation: Bei der *bipolaren Koagulation* traten häufig Stromunterbrechungen durch „Kabelbrüche" auf. Es handelte sich dabei offenbar um ungenügend befestigte elektrische Leitungen innerhalb der Buchsen oder um Drahtbrüche nahe den Buchsen.

Die Branchen der bipolaren Pinzette verlieren durch Scheuern am Rand der Führungshülse leicht ihre Isolierung. Deshalb sollte die bipolare Pinzette nicht zur Extraktion von Gewebe und ähnlichen Arbeiten benutzt werden, sondern nur zum Koagulieren.

Beim *monopolaren Schneiden* verklebt leicht das Messer, es muß dann häufiger mit einem feuchten Lappen gereinigt werden. Ähnliches gilt für das monopolare Operieren mit Schlaufe und Roller bei intrauterinen Eingriffen mit dem Resektoskop.

Bisher haben wir keine Verbrennungen nach monopolarer Koagulation gesehen. Wir setzen monopolaren Strom aber auch nur bei Operationen am Uterus ein. Nach den mir bekannten Komplikationen zu urteilen, besteht konkrete Verbrennungsgefahr, wenn monopolarer Strom an der Tube oder am Ovar eingesetzt wird: Dann kann Strom offenbar über anliegende Darmschlingungen oder die Iliakalgefäße abfließen und zu Verbrennungen an Darm und Gefäßen führen.

Eine weitere Komplikationsmöglichkeit beim Koagulieren ist das Zustandekommen einer elektrischen Ableitung von der Patientin zur Erde. Das kann geschehen, wenn die OP-Auflage zu feucht wird und dadurch Kontakt zwischen Haut und Erde entsteht oder wenn über ein Überwachungskabel (z. B. Oximeter) die Erdleitung hergestellt wird.

CO_2-Verbrauch, Insufflationsgerät: Mit dem Gerät selbst hatten wir keine nennenswerten Probleme, nur mit der CO_2-Versorgung. Bei langwierigen operativen Laparoskopien kann der CO_2-Verbrauch mehr betragen, als eine ganze CO_2-Flasche (1,5 Liter) enthält. Wir mußten aus Mangel an CO_2-Gas einmal eine Laparoskopie (Myomenukleation) durch Laparotomie beenden. Seither halten wir immer 2 Reserveflaschen CO_2-Gas bereit.

Der an das CO_2-Insufflationsgerät angeschlossene *Aquapurator* fällt leider häufiger durch technische Probleme aus:

- Die Schläuche werden leicht abgeklemmt. Das wird jetzt durch Stützung der Schläuche mittels externer Spiralen behoben.
- Der Deckel des Auffanggefäßes muß gut verschlossen werden, sonst kann nicht abgesaugt werden.
- Wenn die Auffangflasche voll ist, gelangt Flüssigkeit in den Filter. Dieser muß dann gewechselt werden.
- Manchmal funktioniert der Aquapurator nicht. Das CO_2-Insufflationsgerät muß dann ausgeschaltet, das Reservoir ggf. aufgefüllt und das Gerät neu gestartet werden.
- Bei dem Spül-Saug-Handgriff mit eindrückbaren Zylinderventilen kam es häufiger zum Klemmen der Ventile. Wesentlich bedienungsfreundlicher ist eine einfache Saug-Spül-Kanüle mit einem kippbaren Zweiwegehahn. Falls der Aquapurator nicht instandgesetzt werden kann, lassen wir Spülflüssigkeit über ein Infusionssystem mittels Schwerkraft einlaufen. Dazu wird eine 1000 ml-Infusionsflasche so hoch wie möglich unter der Decke des Operationsraums aufgehängt.

Zum Absaugen benutzen wir dann den Sauger für eine Saugkürettage und einen sterilen OP-Saugschlauch (OP-Einmalsauger CH 20).

Bauchwandblutungen: Blutungen der *Nabelwunde* nach offener Laparoskopie können durch 2 Maßnahmen minimiert werden:

- sorgfältige Blutstillung in den Muskel- und Faszienschichten durch bipolare Koagulation,
- tiefliegende Naht des Koriums, da hier die größeren Blutgefäße der Haut liegen. Die fortlaufende Intrakutannaht wird also 3–4 mm tief gelegt, dann kann eine Hautblutung noch nach außen abfließen.

Blutungen *aus suprasymphysären Einstichen* sind selten, können aber stark sein:

Fall B.: Nach Darstellung der epigastrischen Gefäße (Diaphanoskopie) wurde der Trokar 2 cm lateral der Gefäße eingestochen und unter endoskopischer Sicht in die Abdomenmitte vorgeschoben. Es kam neben dem Trokar zu einer Blutung nach innen und außen. Sofort wurden mit einer großen runden Nadel je eine durchgreifende Einzelknopfnaht ober- und unterhalb der Einstichstelle gelegt und straff geknüpft. Da die Blutung zwar verringert, aber nicht gestoppt worden war, haben wir von einem ca. 5 cm langen Hautschnitt aus die Blutungsquelle, die A. epigastrica, freigelegt und separat umstochen. Die Patientin hat insgesamt 800–1000 ml Blut verloren. Die Verletzung der A. epigastrica kam dadurch zustande, daß wir den Trokar durch die etwas adipösen Bauchdecken zu schräg nach medial geführt haben. Hierzu wird man verleitet, wenn man mit der linken Hand einsticht und gleichzeitig mit dem Endoskop das Peritoneum unter der Einstichstelle beobachtet. Um eine solche Blutung zu vermeiden, sollte entweder medial oder senkrecht lateral der epigastrischen Gefäße eingestochen werden.

Intraabdominale Blutungen: Pulsierende Arterien und größere Venen versorgen wir nach Möglichkeit durch bipolare Koagulation. Dieses gilt jetzt auch für Gefäßstiele zu Myomen sowie Gefäße im Lig. suspensorium ovarii (s. S. 24, Ovarektomie).

Blutende Gefäße im Lig. latum, die sich in der Nähe des Ureters befinden, versorgen wir nach Möglichkeit durch Endoligatur oder Metallclip.

Fall W.: Bei der Präparation eines ca. 6 cm großen, gestielten Myoms – wie sich später herausstellte, war wegen einer Adenomyosis in dem Myom der Tumor sehr gut durchblutet – riß die zuführende Arterie ab und retrahierte sich in die Plica lata unterhalb der rechten Salpinx. Dort konnte sie nicht mehr gefaßt werden. Während der Laparoskopie bestand nur eine mäßige Sickerblutung. Wir entschlossen uns deshalb zur Notlaparotomie und ließen das Pneumoperitoneum ab. Nach ca. 15 min war das Abdomen eröffnet. Zu diesem Zeitpunkt pulsierte die Arterie stark und im Abdomen befanden sich ca. 800 ml Blut. Die Arterie konnte sofort gefaßt und ligiert werden. Offenbar war es nach Ablassen des Pneumoperitoneums und damit nach Wiederherstellen des normalen Intraabdominaldrucks zu einer verstärkten Blutung aus der Arterie in das Abdomen gekommen. Deshalb sollte bei Blutungen aus Gefäßen das Pneumoperitoneum bis zur Eröffnung des Abdomens durch Laparotomie aufrechterhalten bleiben, evtl. sogar der Druck erhöht werden, um den Blutverlust so gering wie möglich zu halten.

Fall P.: Nach Entfernen eines suprasymphysären Trokars kam es zu einer stärkeren Blutung aus dem Wundkanal in das Abdomen und aus der Hautwunde. Unter laparoskopischer Sicht wurde mit einer großen halbrunden Nadel eine durchgreifende Z-Naht um den Stichkanal gelegt und dadurch eine Hämostase erzielt. Der Faden wurde am 1. postoperativen Tag entfernt, es kam zu keiner weiteren Blutung.

Fall K.: Die Patientin stand wegen eines postthrombotischen Syndroms unter Marcumar. Die Quick-Werte lagen um bzw. unter 30%. Die übrigen Gerinnungswerte versprachen eine ausreichende Blutgerinnung. In enger Kooperation mit dem betreuenden Gerinnungsspezialisten wurde eine Tubenkoagulation nach offener Laparoskopie durchgeführt. Zur Sicherheit wurden durchgreifende Nähte um die Nabelwunde gelegt. Es kam zu keinem Blutungsproblem. Der Patientin wurde eine Umstellung auf Heparin mit längerem stationären Aufenthalt erspart.

Entfernung von größeren Gewebeteilen aus dem Abdomen („Entsorgung" von Tumoren): Nach offener Laparoskopie können Gewebeteile bis etwa 20 mm Dicke mühelos durch die Nabelwunde extrahiert werden, ggf. muß die Faszie nach kaudal und der Hautschnitt nach kaudal oder kranial erweitert werden. Die Wunde kann auch stumpf auf 20 mm Durchmesser dilatiert und die 20 mm-Hülse für eine Appendixextraktion eingesetzt werden. Die 20 mm-Hülse kann auch an anderer Stelle, z.B. in alten Narben (Pfannenstiel-Narbe, Appendektomienarbe) benutzt werden.

Bei großen Tumoren bietet sich die hintere Kolpotomie und Extraktion des Tumors per vaginam an (Lueken 1991). Wenn möglich, sollten zystische Tumoren durch Punktion verkleinert werden. Solide Tumoren können mit Hilfe eines Morcellators zerkleinert werden. Tumoren von weicher Konsistenz lassen sich mit dem Absaugmorcellator aus dem Bauchraum entsorgen.

Natürlich ist die histologische Begutachtung nach Zerkleinerung von Tumoren erschwert, weil die Organstruktur zerstört wurde. Der Vorteil für die Patientin, endoskopisch operiert werden zu können, überwiegt m.E. jedoch den Vorteil, den der Pathologe hat, wenn die Strukturen noch intakt sind. Tumorzellen können sowohl im zerstückelten als auch im intakten Tumor diagnostiziert werden.

Kleinere Myome, Fibromyome des Ovars oder Hydatiden können m.E. auch im Abdomen belassen werden, wie auch Intrauterinspiralen dort bleiben können. Ich habe bei mehreren Gelegenheiten freiflottierende Fibromyome aus dem kleinen Becken entnommen. Dieses waren Zufallsbefunde und niemand weiß, wie lange sich diese wohl vom Ovar abgetrennten Fibrome bereits im Abdomen befanden. Es handelt sich um körpereigenes Gewebe, das im Abdomen verbleibt, ohne lokale Reaktionen auszulösen.

Ligaturen und Nähte: Die Endonaht mittels Röder-Schlinge ist relativ einfach zu legen, ggf. muß die Schlinge mit Hilfe einer atraumatischen Faßzange um den Tumor plaziert werden. Bei dünneren Fäden läßt sich häufig der vorgefertigte Knoten nicht zuschieben, weil der Knoten in die Öffnung des Schiebestabes rutscht.

Die Endoligatur führt nach unserer Erfahrung zu stärkeren postoperativen Schmerzen, deswegen wird sie möglichst durch bipolare Koagulation ersetzt.

Intraabdominale Naht: Für diese Naht sind 2 Nadelhalter oder ein Nadelhalter und eine entsprechende Faßzange notwendig. Sehr hilfreich, wenn nicht unumgänglich, ist eine Videoübertragung des Knüpfvorgangs, damit die Assistenz die Instrumente richtig halten kann. Insgesamt ist die intraabdominale Naht sehr zeitaufwendig und für den Routinebetrieb einer Tagesklinik nicht geeignet.

Extrakorporale Naht: Ihre Durchführung ist einfacher als eine intraabdominale (intrakorporale) Naht. Wir verwenden atraumatische Nähte mit einem 70 cm langen Faden. Eine halbrunde Nadel wird ggf. mit dem Nadelhalter so gerade gebogen, daß sie mit einer Faßzange durch den Trokar (5 mm) geführt werden kann. Die Nadel wird vom Nadelhalter, der sich im Arbeitslaparoskop befindet, übernommen, durch die Wundränder geführt und wieder durch den Trokar nach außen gezogen. Nach extrakorporalem Knüpfen wird die Knotenschlinge mit einem Knotenschieber, den man sich auch leicht aus einem dünnen Stab feilen kann, zur Wunde vorgeschoben. Je nach Fadenstärke kann die 1. Schlinge auch chirurgisch geknotet sein. Über die 1. Schlinge, die gut sitzen muß, werden 2 weitere Knotenschlingen gelegt.

Erhöhte Tumormarker (CEA): Wir sollten 2 Fälle mit erhöhten CEA-Werten, bei denen gründliche Voruntersuchungen keine pathologischen Befunde ergeben hatten, mittels diagnostischer Laparoskopie abklären.

Fall 1: Makroskopisch waren im kleinen Becken keine pathologischen Befunde erkennbar. Die beidseitige Ovarialprobeexzision erbrachte jedoch Endometriosezysten beiderseits. Diese Endometriose beider Ovarien war möglicherweise die Ursache für die erhöhten CEA-Werte.

Fall 2: Bei dieser Patientin fanden wir einen festen Verwachsungsstrang zwischen Ovar und lateraler Beckenwand. Er wurde scharf durchtrennt, ein pulsierendes Gefäß bipolar koaguliert. Möglicherweise handelte es sich um eine kongenitale Fehlbildung, da das Lig. ovarii proprium nicht ausgeprägt war. Ob die Erhöhung des CEA-Tumormarkers mit dieser Anomalie zusammenhing, ist unbekannt.

Fraglich maligner Ovarialtumor: Bis vor kurzem war man allgemein der Auffassung, daß bei Verdacht auf ein Ovarialneoplasma nicht ambulant laparoskopiert, sondern die Patientin in ein Krankenhaus überwiesen werden sollte; dort sollte durch Laparotomie der Ovarialtumor in toto entfernt werden. Man fürchtete sich vor der Aussaat von Karzinomzellen, z. B. während der Punktion eines zystischen Tumors, da eine Aussaat von Tumorzellen zumindest laut theoretischer Stadieneinteilung das Tumorstadium 1 A in ein Stadium 1 C mit entsprechend schlechter Prognose umwandelt.

Dieser Meinung kann entgegengehalten werden, daß eine diagnostische Laparoskopie und Douglas-Punktion, ggf. mit Peritoneallavage, sehr wohl angezeigt sind, um das Ausmaß der Metastasierung abschätzen zu können. Außerdem müssen wir annehmen, daß häufig Tumorzellen aus Neoplasien austreten und in das umliegende Gewebe bzw. die Blutbahn gelangen. Es hängt dann alles davon ab, ob das körpereigene Immunsystem die Tumorzellen eliminieren kann.

Mittlerweile wurde in mehreren Studien nachgewiesen, daß eine Verstreuung von Tumorzellen durch Operation die Prognose für die Patientin nicht verschlechtert (Dembo et al. 1990). Möglicherweise ist sogar die Prognose für die Patientin besser, wenn durch eine Operation des Karzinoms die Diagnose schneller gestellt wird, als wenn durch fortwährende Palpation von verschiedenen Untersuchern die richtige Diagnosestellung hinausgezögert wird, in der Zwischenzeit der Tumor wachsen kann und bei jeder Palpation Tumorzellen ausgestreut werden können.

Fall H.: Die Patientin wurde zur diagnostischen Laparoskopie bei zystischem Adnextumor überwiesen. Sowohl Sonographie als auch Computertomographie und Bestimmung von CEA hatten keinen Hinweis auf Malignität ergeben. Unmittelbar nach Herstellen des Pneumoperitoneums sah ich einen an der Oberfläche aufgebrochenen Ovarialtumor, aus dem es frisch blutete. Eine Verletzung der Tumoroberfläche durch Instrumente im Verlaufe der offenen Laparoskopie war ausgeschlossen, da wir bei der offenen Laparoskopie keine Nadeln oder Trokare verwenden. Es blieb nur die Möglichkeit, daß bei der Narkoseuntersuchung der Tumor rupturiert war. Gerade weil der etwa faustgroße Tumor gut zu palpieren war, hatte ich vor der Operation auch die assistierende Ärztin (AiP) untersuchen lassen. Wir entnahmen nur etwas Gewebe aus dem ohnehin aufgebrochenen Tumor und beendeten die Laparoskopie. Einige Tage später wurde die Patientin in einem Krankenhaus operiert, das Stadium des Ovarialkarzinoms wurde als Stadium III beurteilt. Die Patientin verstarb ca. 1 1/2 Jahre nach dem Primäreingriff an dem metastasierten Ovarialkarzinom.

Ich bin sicher, daß durch Tastuntersuchung von malignen Tumoren, gerade auch in einer Ausbildungsstätte wie der Universität, Tumorzellen in verstärktem Maße verstreut werden können. Für mich stellt diese Erkenntnis eine Parallele zu der Situation vor über 100 Jahren dar, als Wundkeime durch die Hände von Professoren und Studenten von einer Patientin auf die andere übertragen wurden und zu Wochenbettfieber und Tod vieler Mütter führten (Semmelweiß 1861).

Zur Zeit ist m.E. die Operation von malignitätsverdächtigen Ovarialtumoren auf verschiedene Art und Weise möglich und vertretbar:

- Bei Verdacht auf Malignom wird nicht laparoskopiert, sondern eine Laparotomie und Tumorexstirpation durchgeführt.
- Es wird zunächst eine diagnostische Laparoskopie, eine Douglas-Punktion, ggf. Peritoneallavage durchgeführt, evtl. eine Probeexzision vom Beckenperitoneum oder aus vermeintlichen Metastasen entnommen. Die endgültige Operation wird erst nach Erhalt der histologischen Befunde geplant.
- Nach Douglas-Punktion bzw. -Spülung wird eine Zystenpunktion und Zystenoperation (Fensterung oder Exstirpation der Zyste), ggf. auch eine Ovarektomie, durchgeführt. Danach wird das kleine Becken ausgiebig, d.h. mindestens 3mal mit 1000 ml Spülflüssigkeit, ausgewaschen. Bei Verdacht auf Neoplasie kann ein Schnellschnitt des Tumorgewebes angefertigt werden. Ergibt dieser ein Malignom, so kann eine intra- bzw. perioperative Zytostase, z.B. 30 mg Epirubicin i.v., durchgeführt werden. Erst nach Erhalt der histologischen Begutachtung des eingebetteten Materials wird dann mit der Patientin besprochen, ob radikal operiert werden soll oder organerhaltend mit einer Zytostatikabehandlung.
- Bei laparoskopisch diagnostizierter Metastasierung kann die Patientin entweder zur Laparotomie, Totalexstirpation des Uterus und beidseitiger Adnexektomie, ggf. mit Lymphonodektomie, überwiesen werden; oder es wird eine endoskopische Adnexexstirpation, ggf. mit

endoskopischer Lymphknotenexstirpation, und intraoperativer Zytostase durchgeführt. Danach kann eine Kombination von Zytostase und Bestrahlung des kleinen Beckens angeschlossen werden.

Uterus- und Adnextumor: Diagnostische Probleme können beim metastasierten Endometriumkarzinom oder Ovarialkarzinom auftreten. Durch eine Hysteroskopie, ggf. mit Probeexzision, eine fraktionierte Kürettage sowie eine diagnostische Laparoskopie mit Douglas-Punktion ist eine Abklärung möglich. Falls der Verdacht auf Peritonealmetastasen besteht, sollten Probeexzisionen entnommen werden.

Fall Z.: Eine Hysteroskopie mit Probeexzision und Abrasio erbrachte bei der Patientin ein in die Zervix hinuntergewachsenes Endometriumkarzinom; im Bauchraum bestanden keine Peritonealmetastasen, die Douglas-Flüssigkeit war frei von Tumorzellen. Es bestand ein teils zystischer, teils solider Ovarialtumor links, der eine Metastasierung eines fortgeschrittenen Endometriumkarzinoms in das linke Ovar nahelegte. Deshalb wurde zunächst in einer Spezialklinik eine lokale Bestrahlung der Zervix, dann in einem anderen Krankenhaus eine Hysterektomie und Adnexektomie und zuletzt eine Beckenganzbestrahlung durchgeführt.

Da nicht alle gynäkologischen Abteilungen unserer Krankenhäuser die Möglichkeit einer intrakavitären und externen Bestrahlung haben oder über Spezialisten mit Erfahrungen in radikalen Lymphonodektomien verfügen, ermöglicht eine abklärende endoskopische Intervention in einer Tagesklinik, die Patientinnen einer optimalen Versorgung in entsprechend eingerichteten Kliniken zuzuführen.

Konglomerattumor: Mit zunehmender Erfahrung werden Gynäkologen auch größere Verwachsungstumoren endoskopisch operieren. Zu den schwierigsten Operationen gehören Adhäsiolysen bei Endometriose. Zum einen können die Adhäsionen sehr hart sein, so daß von einer ambulanten Adhäsiolyse wegen des Risikos einer Verletzung von Darm, Ureter oder Gefäßen abzuraten ist. Zum anderen kann sich hinter Konglomerattumoren oder vermeintlichen Endometriosezysten ein Karzinom verbergen, selbst in einem „unauffälligen", leicht vergrößerten Ovar.

Fall P.: Die Patientin war schon einmal an Endometriosezysten operiert worden. Jetzt bestand wieder ein Konglomerattumor links bei endoskopisch unauffälligem rechten Ovar. Endoskopisch konnte nur eine partielle Adhäsiolyse, partielle Salpingektomie und Zystenexstirpation links durchgeführt werden. Die histologische Untersuchung ergab ein beginnendes Ovarialkarzinom, das „weit im Gesunden" exstirpiert worden war. Einige Wochen später erfolgte andernorts eine Hysterektomie und Adnexektomie beiderseits sowie 2 Probeexzisionen vom Sigmaperitoneum. Überraschenderweise fand sich histologisch im rechten Ovar (5 cm groß) ein 4 cm großes Ovarialkarzinom; der linke Adnex (Resttube) war karzinomfrei, jedoch fanden sich Karzinomverbände auf dem Sigmaperitoneum.

Dieser Fall zeigt die derzeitigen Grenzen des endoskopischen Operierens. Er gibt aber auch an, in welche Richtung unsere Bemühungen gehen müssen: genaue sonographische Untersuchungen der Ovarien, ggf. Ovarbiopsien, frühzeitige endoskopische Abklärung von unklaren Adnexbefunden, damit Endometrioseherde nicht größere Konglomerattumoren bilden und Karzinome im Frühstadium erkannt und behandelt werden können.

3.5 Eingriffe an der Mamma

Probeexzision (PE)

Bei unverdächtigem Knoten sollte die Probeexzision nach Möglichkeit immer von einem areolären Randschnitt aus erfolgen. Befindet sich der Knoten in einem kaudalen Quadranten, kann auch ein kleiner zirkulärer Schnitt direkt über den Tumor oder etwas oberhalb der Inframammarlinie gelegt werden. In den oberen äußeren Quadranten bilden radiäre Schnitte häufig Keloide. Deshalb sollte auch hier eine kleine zirkuläre Inzision erfolgen.

Bei Karzinomverdacht planen wir mit der Patientin immer die Exstirpation eines Sicherheitsmantels um den Tumor. Dieser wird dadurch erreicht, daß der Operateur intraoperativ 2 Finger zwischen Tumor und Brustgewebe einführt, die Gewebestränge anspannt und zum gesunden Gewebe hin durchtrennt. Alternativ wird der Sicherheitsmantel mittels gebogener Klemmen markiert und das Gewebe außerhalb der Klemmen mit der Schere durchtrennt.

Grundsätzlich verfolgen wir die Maxime, daß an einem potentiell malignen Tumor so wenig wie möglich manipuliert werden sollte. Wir schneiden den Tumor auch nicht auf, um ein Verstreuen von Tumorzellen zu vermeiden.

Bei größeren Wunden legen wir für 3–4 h eine Saugdrainage (Redon-, Minidrain) ein. Die Drains werden in der Regel vor Entlassung der Patientin aus der Tagesklinik gezogen. Die Patientinnen erhalten keine Analgetika (s. S. 45, Postoperatives Management), nur lokale Kühlung mittels eines Coolpack.

Hautnähte an der Brust werden immer mikrochirurgisch doppelschichtig gelegt (s. S. 13, Hautchirurgie).

Quadrantenresektion (Mammakarzinom)

Auch für diese Operation ist vom kosmetischen Standpunkt aus meist die zirkuläre Inzision am günstigsten. Nur bei der Quadrantenresektion in den oberen äußeren Quadranten hat ein radiärer Schnitt den Vorteil, daß die Patientin nach Abschluß der Behandlung ein Kleid mit tieferem Ausschnitt tragen kann.

Nach Resektion der oberen Quadranten schließe ich meist eine Verschiebeplastik des Drüsenkörpers von kaudal nach kranial an. Dazu wird der Drüsenkörper von der Faszie des M. pectoralis major oder von der Brusthaut gelöst und dann nach kranial verschoben. Die Adaptation des Drüsenkörpers (Verschiebeplastik) geschieht mittels EKN resorbierbarer Fäden metric 2 (3×0). Je nach Ausmaß der Verschiebeplastik legen wir eine Saugdrainage für 4 bis 24 h.

Bei Bestätigung des Karzinomverdachts durch Schnellschnitt empfehle ich eine perioperative Zytostase mit 30 mg Epirubicin zur Verhinderung von Implantationsmetastasen. Dieses geschieht in Anlehnung an die Nissen-Meyer-Studie in Skandinavien (Nissen-Meyer et al. 1987).

Ablatio mammae

Die Operation wird in „klassischer" Weise nach Patey durchgeführt. Intraoperative Zytostase und Drainage für etwa 4 h sind empfehlenswert. Nach Entfernen der Drainage muß ein gutsitzender Kompressionsverband angelegt werden.

Falls der spindelförmige Hautlappen nach einem Stewart-Schnitt wegen der Ausdehnung des Karzinoms zu breit ist und die Haut sich nach der Ablatio schlecht adaptieren läßt, lege ich die tiefe koriale Naht mit einem stärkeren resorbierbaren Faden z. B. Stärke metric 2 (3×0) fortlaufend, weil das Korium den Zug der Brusthaut abfangen muß.

Axilläre Lymphonodektomie (Level I)

Inzision: Nach Ablatio mammae erfolgt die Inzision in Verlängerung des Stewart-Schnittes in die Achselhöhle hinein. Bei einer separaten Lymphonodektomie nach Probeexzision oder Quadrantenresektion lege ich eine Längsinzision ca. 1 cm dorsal vom lateralen Rand des M. pectoralis major. Eine Querinzision in der Axilla ist aus kosmetischen Gründen vorteilhaft, unter operationstechnischen Gesichtspunkten (Erhalt des N. intercostobrachialis s. unten) jedoch weniger günstig.

Vorgehen: Darstellen des M. pectoralis major und Abdrängen des Axillagewebes von der lateralen Thoraxwand; Präparation der Thoraxwand nach kranial, bis man auf den N. intercostobrachialis stößt, der direkt ohne Begleitgefäße aus der Thoraxwand austritt. Der Nerv wird 2–3 cm nach lateral freipräpariert und bildet die vordere Begrenzung des intraoperativen Zugangs zur Axilla. Dann werden der N. thoracicus longus und der N. thoracodorsalis zusammen mit den Vasa thoracodorsalia wie bei der klassischen Lymphonodektomie aufgesucht und freipräpariert. Der N. thoracicus longus und der N. thoracodorsalis werden nach kranial freipräpariert, bis sie etwa noch 1 cm voneinander entfernt sind. Diese Stelle liegt etwa in Höhe der V. axillaris. Der Fettdrüsenkörper innerhalb des Raums, den die 3 Nerven bilden, wird exstirpiert. Auf diese Weise werden sowohl der N. intercostobrachialis als auch die Lymphgefäße, die kranial und ventral des N. intercostobrachialis zum Oberarm verlaufen, erhalten. Patientinnen, die so operiert wurden, haben nur selten Oberarmödeme oder Sensibilitätsstörungen der Oberarmhaut [Brökelmann (im Druck)].

Zur Drainage wird in die Achselhöhle ein Silikonschlauch einer Robinson-Drainage gelegt und durch die Haut am Unterrand der Axilla herausgeführt. Wir legen an den Silikondrain zunächst eine Redonsaugdrainage, damit sich die Haut der Axilla eng an die Thoraxwand anlegt. Nach 24 h wird die Saugdrainage durch den Beutel einer Robinson-Drainage ersetzt, womit die Drainage dann über Schwerkraft erfolgt. In den kommenden Tagen wird die Axilla durch einen zirkulären Verband um den Thorax komprimiert und täglich eine Drainpflege mit Chlorhexidinspray durchgeführt. Der Drain kann nach 4–8 Tagen entfernt werden. Wundserome, die sich danach noch bilden, werden abpunktiert.

Axilläre Lymphonodektomie (Level II und III)

Um zusätzlich zum Level I auch die Apex der Axilla auszuräumen, wird man evtl. auf den Erhalt des N. intercostobrachialis verzichten müssen. Dann erfolgt eine „klassische" Ausräumung der Axilla bis zum Unterrand der V. axillaris und eine Entfernung des Fettdrüsengewebes zwischen V. subclavia und oberer Thoraxwand bis zur Apex axillae. Die Drainpflege geschieht wie bei Level I beschrieben. Der Drain kann meist erst nach 10–14 Tagen entfernt werden.

Reduktionsplastik

Ich führe sie meist in einer modifizierten Form der Strömbeck-Methode durch. Die Inframammarlinie erhält einen 2–3 cm hohen Hautzipfel, dessen Spitze in der Mamillarlinie liegt. Die beiden „Schenkel" werden im kaudalen Bereich abgerundet (Abb. 3). Dadurch kommt es nicht mehr zu Durchblutungsstörungen im unteren Wundwinkel und damit auch nicht zu Wundinfektionen dieser „Wetterecke". Gegebenenfalls wird eine Drainage (z. B. Redon) für 4 h gelegt. Die Haut wird doppelschichtig mikrochirurgisch genäht; die Mamillennaht erfolgt häufig einschichtig mit resorbierbarem Faden (Stärke metric 1). Postoperativ werden die Mammae gekühlt (Coolpack). Zur Vermeidung von Nachblutungen verzichten wir auf nichtsteroidale Antirheumatika (NSAR) in den ersten 6 postoperativen Stunden. Ein Kompressionsverband stabilisiert die Wunden.

Nur bei ausgedehnten Reduktionsplastiken wird eine intraoperative Antibiose mit 5 g Flucloxacillin durchgeführt.

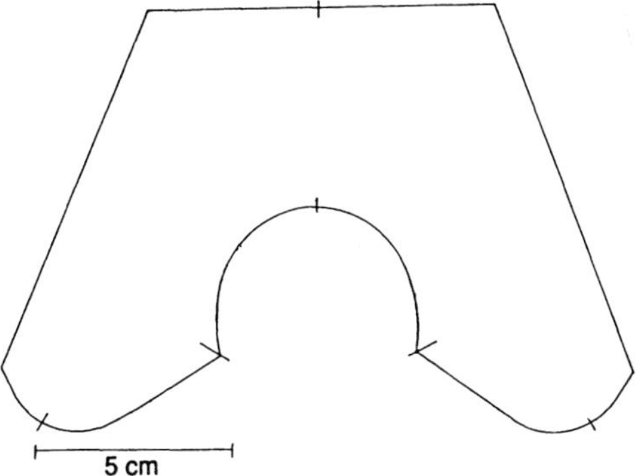

Abb. 3. Schablone für eine Reduktionsplastik

Vom 1. postoperativen Tag an werden die Wunden offen behandelt. Die Patientin trägt 2 Wochen lang Tag und Nacht einen gutsitzenden Büstenhalter. Wegen dieses ständigen Tragens empfehlen wir Büstenhalter, die überwiegend aus Baumwolle bestehen.

Bei Minderdurchblutung der Mamille wenden wir eine hyperämisierende Behandlung mit Eis (Coolpack) an: Der Eisbeutel wird in ein Leinentuch eingeschlagen und 5 bis maximal 10 min lang auf die minderdurchblutete Haut gelegt. Nach Entfernen der Eisbeutel wird mindestens 2 h bis zur erneuten Applikation gewartet. Etwa 20 min nach der Kühlbehandlung kommt es zu einer reaktiven Hyperämie in den vormals gekühlten Bezirken.

Augmentationsplastik

Ich wähle für die Inzision meist die laterale Inframammarlinie, da der Zugang über die Axilla länger ist und außerdem eine erhöhte Gefahr für die Verschleppung von Hautkeimen in die Wundhöhle besteht. Es wird eine peri- und postoperative Antibiotikaprophylaxe mit Flucloxacillin (5 g täglich) über 6 Tage durchgeführt. Drains (Robinson-Drainagen) werden nach 24 h gezogen.

Aufbauplastik

Diese geschieht in „klassischer“ Weise. Eine Verschiebeplastik der Bauchhaut bis zum Nabel ist möglich. Es muß dann jedoch dafür gesorgt werden, daß die Thoraxwand 2–3 Wochen lang immobilisiert ist, damit die verschobene Haut am neuen Ort anwächst. Bei ambulant operierten Patientinnen kann das Schwierigkeiten bereiten.

Fall J.-S.: Die Patientin fühlte sich am 4. postoperativen Tag nach einer Protheseninplantation und Bauchdeckenverschiebeplastik so gut, daß sie einen Hausputz begann. Beim Hochziehen eines Rolladens hat es dann einen starken Schmerz gegeben, „als ob innen etwas gerissen sei“. Tatsächlich waren die Einzelknopfnähte, die die Haut an der 7. Rippe fixierten, ausgerissen. Eine operative Revision war notwendig.

Probleme in Zusammenhang mit Brustoperationen

Verdacht auf Mammakarzinom: Bei Verdacht auf Mammakarzinom planen wir i. allg. eine zweizeitige Operation. Das hat sowohl operationstechnische als auch psychologische Gründe. Wichtig ist m. E., daß die Primärexstirpation des Tumors im Gesunden erfolgt und am Knoten wegen der Gefahr der Tumorzellenverstreuung so wenig wie möglich manipuliert wird. Wenn irgend möglich, sollte ein kleines Stück Brusthaut über dem Tumor mitexstirpiert werden, damit vom Pathologen der Abstand zur Haut gemessen werden kann. Außerdem ist die Lage des Tumors innerhalb der Brust durch eine Einzelknopfnaht, die z. B. den mamillennahen Punkt auf dem Hautexzisat angibt, zu markieren. Wir lassen einen Schnellschnitt anfertigen, nicht um über eine Ablatio entscheiden zu können, sondern damit möglichst bald nach der Operation eine perioperative Zytostase (s. S. 39) durchgeführt werden kann. Wir warten das endgültige histologische Ergebnis ab, bevor über die beiden Therapiemöglichkeiten – Ablatio mammae plus axilläre Lymphonodektomie oder separate axilläre Lymphonodektomie plus Bestrahlung der Mamma – entschieden wird.

Fall F.: Bei der 64jährigen Patientin ergab die Schnellschnittdiagnose ein 20 mm großes Mammakarzinom. Im eingebetteten Gewebe fand der Pathologe noch 2 Satellitenmetastasen. Deshalb wurde nicht – wie ursprünglich geplant – eine brusterhaltende Operation, sondern eine Ablatio mammae durchgeführt.

Ablatio mammae sowie Lymphonodektomie können gut ambulant durchgeführt werden. Auch die sich manchmal bis zu 14 Tagen hinziehende postoperative Drainpflege kann, wenn sie in der beschriebenen Form geschieht, Wundinfektionen verhindern.

Stabilisierung der Wunde: Nach Brustoperationen sollten die Mammae je nach Ausmaß der Operation wenigstens 1 Woche, häufig 2 bis 3 Wochen, ruhiggestellt werden. Dieses geschieht am besten durch das ständige Tragen eines gutsitzenden Büstenhalters. Bei Verschiebeplastiken kann ein Stützverband des Thorax über 3–6 Wochen notwendig sein (s. Fall J.-S., Aufbauplastik).

Fall H.: Die Patientin lief am 4. postoperativen Tag nach Probeexzision gegen eine Türkante, die genau die frischoperierte Brust traf. Ein Hämatom trat auf, das von der betreuenden Ärztin konservativ behandelt wurde. Nach 4 Wochen kam es an der lateralen Thoraxwand zu einer Thrombophlebitis, die sich nur langsam zurückbildete.

4 Postoperatives Management bis zur Entlassung

Allgemeines

Die meisten Patientinnen können innerhalb der ersten 5 min nach Operationsende mit Hilfe des OP-Personals vom OP-Tisch auf die fahrbare Bettliege umsteigen. Der intravenöse Zugang bleibt liegen, es erfolgt jedoch in der Regel keine Infusion mehr.

Im Aufwachzimmer wird postoperativ der Kreislauf überwacht (RR, Puls). Auf alle Hautwunden (z. B. Nabel, Mamma) werden Coolpacks gelegt. Analgetika werden nicht routinemäßig gegeben, da wir unter Diclofenac Nachblutungen sahen (s. S. 53). Eine postoperative Analgesie besteht im Wundgebiet bis ca. 1 h nach der Operation, weil wir das Wundgebiet meist mit dem langwirksamen Lokalanästhetikum Bupivacain umspritzen (Bourne u. Johnson 1988). Eine Nierenschale steht immer bereit, um Erbrochenes aufzufangen. Es wird auf Blutungen aus der Scheide (Vorlage) und aus Abdominal- oder Wunddrains (Verband) geachtet.

Nach kurzen Narkosen (Abrasio usw.) sind die Patientinnen innerhalb von 30 min so wach, daß sie Kaffee oder Tee, auf Wunsch mit Zwieback, zu sich nehmen können. Bei länger dauernden Narkosen kann diese Zeit 1–2 h betragen.

Nach dieser Zeit steht die Patientin zum ersten Mal auf und wird zur Toilette zum Wasserlassen begleitet. Dieser Gang zur Toilette ist äußerst wichtig für den Menschen, verspürt er doch danach, daß alles wieder in Ordnung ist, daß Denken, Sprechen, Gehen und Wasserlassen nach der Narkose wieder funktionieren.

Übelkeit, Schmerzen

Bei anhaltender Übelkeit geben wir Metoclopramid i. v. Treten Schmerzen auf, wird die Kühlbehandlung fortgesetzt, ggf. wird in den ersten

6 postoperativen Stunden ein zentralwirksames Analgetikum, z. B. Tramadol (i. v. oder als Suppositorium), gegeben.

Kreislaufschwäche

Bei Kreislaufschwäche haben sich folgende Maßnahmen bewährt: Wichtig ist ein psychosupportives Gespräch über die bei der Operation erhobenen Befunde. Es ist immer wieder erstaunlich, wieviel ein aufklärendes, beruhigendes Gespräch bewirken kann. Häufig sind es Ängste der Patientinnen, vor dem Operationsergebnis, vor der Mobilisierung, vor dem Nachhausegehen, die zu reaktiver Übelkeit und Kreislaufschwäche führen.

Auch ein warmes Getränk ist bei Kreislaufschwäche sehr nützlich. Die Wärme im Magen „weckt die Lebensgeister" und beruhigt das Vegetativum.

Das beste Kreislauftraining ist der bereits erwähnte Gang zur Toilette. Bei Kreislaufschwäche wird zunächst das Kopfende der Bettliege hochgestellt, dann die Patientin zu Beinübungen („Radfahren") im Liegen angehalten. Es folgen Sitzen auf der Bettkante für einige Minuten, dann wieder Bettruhe für etwa 10 min. Wenn die Patientin glaubt, nur wenige Schritte gehen zu können, soll sie sich wieder hinlegen und nach 15 min erneut aufstehen. Erst wenn diese physikalischen Maßnahmen nicht zum Erfolg führen, erhält die Patientin 15 Tropfen Norefenefrin oder Etilefrin oder eine Infusion mit 500 ml Elektrolytlösung. In seltenen Fällen haben wir auch die Beine mit einer elastischen Binde gewickelt, damit das Blut nicht in die Extremitäten absackt.

Wie sehr die Psyche bei Kreislaufschwäche eine Rolle spielt, geht aus folgendem Fall hervor:

Fall H.: Bei der 64jährigen Patientin führten wir wegen Blutung in der Postmenopause eine Hysteroskopie und Abrasio durch. Die histologische Untersuchung ergab eine adenomatöse Hyperplasie (Präkanzerose). Postoperativ fühlte sich die Patientin wohl. Vier Monate später wurde eine Kontrollhysteroskopie und Abrasio vorgenommen. Es war also die gleiche Operation wie vor 4 Monaten. Die endoskopische Untersuchung ergab keinen pathologischen Befund; dieses hätte die Patientin beruhigen können. Trotzdem fühlte sie sich postoperativ blaß, schwitzig und matt. Der Tag der 2. Operation war ein warmer Sommertag, was die Kreislaufschwäche mitverursacht haben könnte. Warum es der Patientin nach der 2. Operation wirklich schlechter ging, wissen wir nicht; sie meinte jedenfalls, daß sie sich beim 2. Mal im Krankenhaus besser aufgehoben gefühlt hätte.

Offenbar bestimmten die Psyche und das vegetative Nervensystem weitgehend das subjektive Wohlbefinden nach Operationen.

Uterotonika

Eine Kontraktion des Uterus muß nur in ganz seltenen Fällen gefördert werden. Das geschieht dann mit Hilfe eines Coolpack auf den Unterleib. Methylergometrin oder Prostaglandine haben wir bislang nicht geben müssen.

Peritoneallavage, Hydroperitoneum

Zur postoperativen Peritoneallavage verwenden wir eine körperwarme Ringer-Laktat-Lösung. Die Spülflüssigkeit kann in warmem Wasser (Handwaschbecken), im Wärmeschrank oder, am bequemsten, mittels eines Bluterwärmungsgeräts auf 38 °C erwärmt werden. Die Einfuhr geschieht langsam (30–60 min lang), die Ausfuhr in einen Urinbeutel häufig schnell (5–10 min). Nach Sterilitätsoperationen, intraabdominalen Sickerblutungen und Appendektomien wird die Peritoneallavage mehrfach wiederholt.

Gelegentlich kommt es zur Wassereinlagerung. Dann sollte am 1. postoperativen Tag 1 Tbl. Furosemid à 40 mg gegeben werden.

Drainentfernung

Wenn die Spülflüssigkeit der Lavage klar oder nur leicht blutig ist, können die intraabdominalen Drains entfernt werden. Die Einzelknopfnähte der suprasymphysären Wunden versehen wir immer mit einem gleitenden Knoten. Nach Entfernung der Drains muß der Knoten nur nachgezogen werden. Die Silikondrains können gesäubert und resterilisiert werden.

Häufig tritt nach dem Ziehen der Drains Spülflüssigkeit aus dem Abdomen durch die Wunde aus. Deshalb legen wir nach Drainentfernung eine zusammengefaltete Kompresse auf die Wunde und komprimieren diese mittels eines zirkulären Verbandes (elastische Binde, 10 cm breit) um den Unterleib.

Wenn die Patientin ohne Zeichen einer Kreislaufschwäche mobil ist, wird der intravenöse Zugang entfernt.

Ruhigstellung der Wunden

Alle Wunden sollten ruhiggestellt werden. Hautwunden werden am besten durch einen fixierenden Verband (Kompressionsverband) stabilisiert. Die Wunde im Nabel wird durch einen zirkulären Verband mit einer elastischen Binde komprimiert; einen guten Halt geben Miederhöschen; in seltenen Fällen legen wir auch eine Pelvisbandade (s. unten) an.

Brustwunden werden am besten durch ganztägiges Tragen eines Büstenhalters für 1–2 Wochen stabilisiert.

Innere Wunden (Uterus, kleines Becken) werden, da sie im knöchernen Becken liegen, durch das umgebende Skelett ruhiggestellt.

Laparotomiewunden und Wunden nach Bauchdeckenplastik werden am besten durch eine Pelvisbandage, ersatzweise ein Miederhöschen oder mehrere elastische Binden, stabilisiert. Die Pelvis-Bandage ist eine Breitbandage mit Klettverschluß sowie einem Steg mit Klettverschluß, der die Bandage zu einer Art Hose macht, das Hochrutschen der Bandage verhindert, das Tragen von Vorlagen ermöglicht und Stuhlgang und Wasserlassen zuläßt. Die Pelvis-Bandage ist in 3 Größen (small, medium, large) über Apotheken erhältlich.

Operationsbericht

Der Bericht wird sofort nach der Operation diktiert. Als Vorlage dient der letzte Bericht einer ähnlichen Operation, der unter einem entsprechenden Dateinamen auf Diskette gespeichert ist: „missed" für missed abortion, „HAB" für Hysteroskopie und Abrasio, „LSKO" für operative Laparoskopie etc. Wichtige Absätze im Operationsbericht, wie „Situs" und „Operation", werden immer neu diktiert; andere Absätze, wie „Parazervikalblockade" oder „Tubenkoagulation", bleiben meist erhalten. Eine jeweils neue Zusammenstellung des Operationsberichts aus Textbausteinen wurde ausprobiert, hat sich aber in der Praxis nicht bewährt.

Zur Textverarbeitung benutzen wir ein vom Praxiscomputer unabhängiges professionelles System. Anfänglich druckten wir mit einem 24-Nadel-Drucker; jetzt sind wir mit einem Laserdrucker wesentlich zufriedener, da die Geräuschbelästigung entfällt und das Schriftbild besser ist.

Alle Operationsberichte werden sofort nach der Operation in 4facher Ausfertigung gedruckt: 1 Kopie für den überweisenden Frauenarzt, 1 Kopie für den Hausarzt, 1 Kopie verbleibt in der Karteikarte, und 1 Kopie wird für die Patientin bereitgehalten. Gerade bei laparoskopischen Befunden hat es sich bewährt, daß die Patientin ein Exemplar des Operationsberichtes bei ihren eigenen Unterlagen aufbewahrt.

Es ist sicher empfehlenswert, wenn der Operateur mit der Textverarbeitungsanlage gut vertraut ist; notfalls kann er dann einen OP-Bericht selbst erstellen. Die OP-Berichte sowie die Routineschreibarbeiten der Praxis werden bei uns von einer halbtags beschäftigten Sekretärin erledigt.

Bei der Entlassung erhält die Patientin folgende Unterlagen:

- OP-Bericht für den weiterbehandelnden Frauenarzt,
- alle Unterlagen des Frauenarztes, falls vorhanden,
- nach größeren Operationen ein Rezept über ein Analgetikum, z. B. Ibuprofen Tbl. 400 mg,
- einen Fragebogen zum postoperativen Befinden (s. Anhang),
- einen OP-Bericht für die Patientin, falls sie es wünscht,
- Röntgenbilder, soweit vorhanden.

Dem Hausarzt wird der OP-Bericht zusammen mit seinen eigenen Unterlagen (EKG, Laborzettel) per Post zugeschickt, da einige Patientinnen sehr nachlässig mit der Weitergabe von Befunden an ihren Hausarzt waren.

5 Nachsorge nach der Entlassung

Konsil

Postoperativ findet in der Regel eine Beratung zwischen Operateur und weiterbetreuendem Arzt statt. In diesem Gespräch wird das vorläufige Operationsergebnis, das bei endoskopischen Verfahren häufig das endgültige Ergebnis ist, mitgeteilt. Außerdem werden Komplikationen und besonderes Verhalten der Patientin besprochen. Dieses Übergabegespräch hat sich als äußerst wichtig für die Kooperation zwischen den Ärzten erwiesen (Seibicke u. Brökelmann 1991). Häufig kann bereits ein Heilplan für die Patientin besprochen werden.

Bereitschaftsdienst

Bis zur Übernahme durch „ihren" Gynäkologen kann die Patientin den Operateur konsultieren, auch nachts. Für Notfälle haben wir einen Notfallkoffer, der u. a. Material für Infusionen und Wundversorgung enthält.

Übernahme durch den Frauenarzt

Alle Patientinnen werden angehalten, sich am Tag nach der Operation bei ihrem Frauenarzt zu melden. Nach kleineren Eingriffen genügt eine telefonische Kontaktaufnahme, nach größeren Eingriffen sollte immer eine Erhebung des postoperativen Status inkl. Wundvisite durch den Arzt erfolgen. Ab diesem Zeitpunkt übernimmt der Frauenarzt die weitere Betreuung.

Freitags operierte Patientinnen melden sich, falls ihr Frauenarzt samstags nicht erreichbar ist, am Samstag zwischen 9 und 10 Uhr in der Tagesklinik und erst am Montag bei ihrem betreuenden Frauenarzt.

Wundbehandlung

Wunden brauchen Ruhe zum Heilen. Deshalb werden sie je nach Lokalisation zwischen 3 und 14 Tagen stabilisiert. Bei Brustwunden geschieht dies durch ganztägiges Tragen eines Büstenhalters, bis zu 12 Tagen. Alle Wunden werden offen behandelt, d.h. daß ab dem 1. postoperativen Tag geduscht werden kann.

Drains

Bei Redondrainagen hat es sich bewährt, daß die Patientinnen Schlauch und Vakuumflasche in einer Plastikeinkaufstasche tragen.

Drains werden – außer nach Lymphonodektomien – noch vor der Entlassung oder am 1. postoperativen Tag entfernt. Sie sind entweder durch sterile Klebestreifen oder durch Einzelknopfnähte (EKN) fixiert. Die Entfernung von Streifen oder Nähten hat bisher keine Probleme verursacht.

Entfernen der Fäden

Einzelknopfnähte werden wie üblich entfernt. Bei Nabelwunden wird die fixierende Endnaht durchtrennt, der fortlaufende Faden angespannt und dann dicht über der Haut abgeschnitten. Der Rest des Fadens resorbiert sich nach ca. 4 Wochen.

Nichtresorbierbare, fortlaufende Fäden werden nach Durchtrennen der fixierenden Endnähte vollständig aus der Wunde entfernt.

6 Postoperative Komplikationen, Qualitätssicherung

Nachblutungen

In den ersten 9 Monaten nach Eröffnung unserer Tagesklinik traten in einigen Fällen Nachblutungen auf, und zwar nach Mamma-PE, Quadrantenresektion, Reduktionsplastik, Konisation und Marsupialisation.

Wir fahndeten nach den Ursachen. Folgende Maßnahmen beeinflußten das Auftreten von Nachblutungen offensichtlich nicht: sorgfältige Blutstillung durch Ligaturen statt bipolarer Koagulation; Einlagen von Drains ohne Sog (Robinson-Drainage), mit schwachem (Minidrain) oder starkem Sog (Redondrain).

Die Blutungen traten 3–6 h nach der Operation auf. Bei der Wundrevision wurde mehrfach ein kleines offenes, pulsierendes Gefäß gefunden. Unter der Annahme, daß es sich um ein Phänomen handelt, bei dem sich während der Operation durchtrennte Arterien postoperativ wieder öffneten, forschten wir nach Ursachen für eine Fibrinolyse, Thrombolyse oder Gefäßdilatation. Als einziges Agens kam Diclofenac in Frage, das wir allen Patientinnen unmittelbar postoperativ in Form eines Suppositoriums gegeben hatten. Daraufhin benutzten wir ab Mai 1990 Diclofenac nicht mehr. Seither sahen wir nach etwa 2800 Operationen nur 4 Nachblutungen, 3 davon nach vorheriger Einnahme von Salicylsäure.

Es ist bekannt, daß nach Diclofenac – wie nach allen nichtsteroidalen Antirheumatika – Blutungsstörungen auftreten können (Raineri-Gerber u. Felten 1991). Bei einigen unserer Patientinnen mit Nachblutungen konnten die Gerinnungsfaktoren genau untersucht werden. Das Ergebnis war jedoch uneinheitlich.

Fazit: M.E. sind es die nichtsteroidalen Antirheumatika (NSAR) wie Diclofenac, die bei einigen Patientinnen arterielle Nachblutungen verursachen, möglicherweise, weil sie peripher wirksame, d.h. auf periphere Blutgefäße wirkende Analgetika sind. Diese Medikamente sollten in den ersten 6–8 h nach einer Operation nicht gegeben werden. Zur Analgesie kühlen wir deshalb die Wunden postoperativ mit Eisbeuteln. Das nimmt die Schmerzen und komprimiert die Wunde.

Zu Nachblutungen kann es jedoch trotzdem noch kommen, wenn die Patientin selbst präoperativ NSAR eingenommen hat.

Fall L.: Bei einer Konisation und Portioplastik blutete die Patientin ungewöhnlich stark. Postoperativ wurde mit ihr die Möglichkeit einer Gerinnungsstörung besprochen. Dann fiel ihr, selbst Ärztin, ein, daß sie in den letzten Tagen regelmäßig Schmerzmittel vom Typ der NSAR eingenommen hatte. Voll aufgeklärt über das Blutungsrisiko wurde sie bei normaler postoperativer Blutung entlassen. Zuhause wurde nach 24 h die Blutung jedoch so stark, daß eine Anämie (Hb 7,6 g%) eintrat; die Patientin erhielt 2 Blutkonserven.

Nachblutungen können also ihre Ursache auch in einer präoperativen Medikation haben. Deshalb empfehlen wir allen Patientinnen, in Absprache mit ihren betreuenden Ärzten, 6 Tage vor der Operation Schmerzmittel vom Typ der NSAR zu vermeiden.

Schmerzen nach der Entlassung

Seit wir die operierten Patientinnen mittels Merkblatt u.a. über postoperative Schulterschmerzen aufklären, erhalten wir wegen dieser Schmerzen nur noch selten Nachfragen. Manche Patientinnen zögern, ein Schmerzmittel einzunehmen. Im allgemeinen hat es sich aber bewährt, bei Schmerzen vom Abend des Operationstages an ein Analgetikum zu benutzen, weil sich dann die aufgebaute Angst-Streß-Schmerz-Situation am besten löst.

Wenn trotz üblicher Schmerzmittel starke Schmerzen angegeben werden, sollte die Patientin untersucht werden. Meist gibt es für Schmerzen, die trotz Analgetika zunehmen, eine organische Ursache.

Fall N.: Die Patientin klagte am Abend nach einer laparoskopischen Darmadhäsiolyse über plötzlich auftretende, krampfartige Bauchschmerzen. Der Leib war weich, der Kreislauf stabil. Die Schmerzen konnten mit 1 Amp. Tramadol gut gedämpft werden. Am nächsten Morgen nahmen die Schmerzen wieder zu, es entwickelte sich eine mäßig ausgeprägte Abwehrspannung, die Patientin erbrach. Der Kreislauf war stabil bis auf eine Tachykardie von 88 Schlägen pro min. Die Patientin wurde unter dem Verdacht einer Peritonitis bei postoperativem Ileus in ein Krankenhaus eingewiesen. Die am gleichen Abend durchgeführte Laparotomie ergab eine Peritonitis aufgrund einer stecknadelkopfgroßen Dünndarmperforation. Histologisch handelte es sich um ein typisches, spontan perforiertes Dünndarmulkus in der Nachbarschaft einer gelösten Briede, also nicht um eine iatrogene Dünndarmläsion.

Dieser Fall zeigt, daß ein postoperativ auftretender Abdominalschmerz auch einmal durch ein perforiertes Ulkus verursacht werden kann. Doppelerkrankungen können also auftreten, man muß nur daran denken!

Infektionen

In den ersten 24 Monaten nach Praxisgründung traten bei über 1800 Operationen nur 2 Wundinfektionen auf, beide nach Laparoskopien innerhalb des 1. Jahres der Niederlassung:

Fall S.: Bei dieser Patientin bildete sich 6 Tage nach einer offenen Laparoskopie ein kleiner Nabelabszeß. Die Patientin erhielt von uns postoperativ kein Analgetikum. Die Ursache des Hämatoms bzw. des nachfolgenden Abszesses blieb unbekannt.

Fall Z.: 21 Tage nach einer diagnostischen Laparoskopie entwickelte die Patientin einen periumbiliakalen Abszeß mit phlegmonöser Ausbreitung in die Bauchdecken. Die Patientin litt an einem in die Zervix hinuntergewachsenen Endometriumkarzinom mit einer Ovarialmetastase. 10 Tage nach der Laparoskopie war die Patientin stationär durch eine Radiumeinlage behandelt worden und erhielt täglich Heparinspritzen in die Bauchhaut. Im Abszeßeiter wurden nur Streptokokken A nachgewiesen. Woher die Keime des Abszesses kamen, ob von der Laparoskopie, von den subkutanen Injektionen oder einer Bakteriämie – die Patientin hatte in dieser Zeit auch eine Erkältung – ließ sich nicht klären.

Nach unseren Erfahrungen haben folgende ***Maßnahmen zur Reduktion von Wundinfektionen*** beigetragen:

Hautwunden:

- sorgfältige Reinigung des Nabels vor einer Laparoskopie (z. B. mit Chlorhexidin),
- sorgfältige Blutstillung durch bipolare Koagulation,
- fortlaufende koriale Intrakutannaht,
- keine nichtsteroidalen Antirheumatika vor und nach der Operation zur Vermeidung von Seromen und Hämatomen,
- Kühlung der Wunden durch Coolpacks.

Eingriffe am Uterus:

- Schriftliche Empfehlung (Merkblatt) an die Patientin, nach intrauterinen Eingriffen 4 Wochen lang keinen Geschlechtsverkehr aufzunehmen oder sich mit einem Kondom zu schützen.

Eingriffe am Abdomen:

- Intraabdominale Infektionen traten nicht auf, auch oder gerade nicht nach ausgiebiger Peritoneallavage. Offenbar werden Keime, die durch die Laparoskopieeinstiche wahrscheinlich in das Abdomen gelangen, von den Makrophagen des Abdominalraums gut eliminiert.

Harnverhaltung

Harnverhaltungen traten bei über 1500 Laparoskopien nur 2mal auf:

Fall Q.: Bei der Patientin wurde endoskopisch eine Adnexektomie rechts wegen eines Ovarialtumors durchgeführt. Postoperativ hatte die Patientin nach eigenen Angaben Wasser gelassen, wenn auch wenig. Am 1. postoperativen Tag mußte der behandelnde Gynäkologe die Patientin katheterisieren, es wurden 1,5 l Urin abgelassen. Danach traten keine Probleme mehr auf.

Fall S.: Bei der Patientin wurde zystoskopisch eine oberflächliche Schleimhautprobeexzision durchgeführt. 6 h nach der Operation klagte sie über Blasenschmerzen. Die Ultraschalluntersuchung zeigte eine volle Blase und sehr deutlich ein Blutgerinnsel, das vor dem Meatus urethrae internus lag. Eine Blasenspülung und Entfernung des Blutkoagels behoben das Problem.

Neurovegetative Störungen

In den ersten Monaten nach Aufnahme der ambulant operativen Tätigkeit erhielten wir gelegentlich Anrufe von Patientinnen, die über verschiedene Schmerzsymptome klagten, z. B. über Schulterschmerzen nach Laparoskopien oder Halsbeschwerden nach Intubationsnarkosen. Daraufhin haben wir die an die Patientinnen ausgegebenen Merkblätter (s. Anhang) ergänzt. Seitdem die Operierten über diese Symptome Bescheid wissen, sehen sie sie als „natürlich“ an, fürchten sie nicht mehr und suchen deshalb nur in seltenen Fällen ärztlichen Rat.

In den Merkblättern bieten wir den Patientinnen an, Hausbesuche bei den Frischoperierten zu machen. Diese sind bisher nur in ganz seltenen Fällen notwendig gewesen, und zwar 2mal nach axillärer Lymphonodektomie wegen eines Mammakarzinoms, ein anderes Mal nach einer vaginalen Hysterektomie. Die 3. Patientin hatte uns wegen eines Nabelabszesses gerufen. Eine weitere Patientin hatte eine Peritonitis nach Dünndarmperforation.

Folgender Plan für die postoperative Betreuung hat sich bewährt:

- Die Patientin wird schriftlich (Merkblätter) und mündlich über mögliche Komplikationen, insbesondere Schmerzen, aufgeklärt.
- Zur Sicherheit wird den Patientinnen ein Rezept über Ibuprofen-Tabletten zur Schmerzstillung mitgegeben.
- Telefonischer Kontakt mit dem Operateur oder dem weiterbehandelnden Arzt sollte jederzeit möglich sein. Dann kann bei Bedarf zunächst zur Einnahme eines Analgetikums geraten werden. Wenn nach 1 h die Schmerzsymptomatik anhält, ist ein Hausbesuch indiziert.
- Wir müssen alles tun, um Frischoperierten die Angst zu nehmen. Bewährt haben sich hierfür sachliche Informationen und ehrliche Hilfsangebote.

Weitere Komplikationen

Eine Patientin hatte nach längerer Operation (mikrochirurgische Tubenanastomose) eine passagere Peronäuslähmung.

Bei einer anderen Patientin trat nach operativer Laparoskopie und Hydroperitoneum am 1. postoperativen Tag ein Ödem der linken Labie auf. Offenbar war Peritonealflüssigkeit über einen nichtverschlossenen Leistenkanal in die Labie gelangt. Das Ödem verschwand spontan.

Qualitätssicherung

Der Arbeitskreis „Ambulantes Operieren" in Niedersachsen führt schon seit 1984 eine Qualitätssicherung durch. Dieser schloß sich 1990 der Arbeitskreis Nordrhein „Ambulantes Operieren" an. Aus den beiden Bundesländern konnten für die Jahre 1989 und 1990 die in Tabelle 2 zusammengestellten Komplikationen erfaßt werden (Brökelmann et al. 1991).

Damit liegen die Komplikationsraten in den 26 beteiligten Praxen/Operationszentren weit unter denen, die von Krankenhäusern bekannt wurden.

Ursache für die niedrigen Komplikationsraten ist wahrscheinlich die Tatsache, daß der Tageschirurg unter einem viel größeren Erfolgszwang

Tabelle 2. Komplikationen bei ambulanten Operationen
(Daten aus der Qualitätssicherung der Arbeitskreise Niedersachsen und Nordrhein)
(Aus: Brökelmann et al. 1991)

	Nieder-sachsen 1989	Nieder-sachsen 1990	Nordrhein 1990	Summe
Gesamtzahl d. Operationen	3802	3808	4816	12426
davon:				
Abrasio (alle)	2848	2861	2537	8246
Laparoskopie (alle)	1183	1010	1528	3721
Organverletzungen				
Uterus	9	5	1	15
Blase	0	0	0	0
Darm	4	2	1	7
Gefäße	0	1	0	1
Sonstige	0	2	0	2
Postop. Komplikationen				
Nachblutung	7	6	6	19
Wundheilungsstörung	4	1	5	10
Ileus	0	0	0	0
Fieber >38 °C	2	1	1	4
sonstige	3	6	0	9
Narkosekomplikationen				
intraoperativ	6	7	6	19
postoperativ	5	2	1	8
Entlassungsstatus				
Zweit-op. erforderlich	3	2	4	9
verlegt wegen Komplikationen	6	5	2	13
verstorben	0	0	0	0
alle Komplikationen inkl. Mehrfachnennungen				116
Summe der Komplikationen				
Organverletzungen				0,20%
postoperative Komplikationen				0,34%
weitere Operation/Behandlung erforderlich				0,14%
Narkosekomplikationen				0,22%
alle Komplikationen inkl. Mehrfachnennungen				0,9%

steht als der Operateur im Krankenhaus, der sich hinter der Institution Krankenhaus und „unvermeidbaren Komplikationen" verschanzen kann. Wenn der ambulante Operateur keine saubere Arbeit leistet, überweisen die Kollegen keine Patienten mehr, und Mißerfolge sprechen sich unter der Ärzteschaft schnell herum.

Auf der anderen Seite wird ein großer Teil der Operationen im Krankenhaus von aus- bzw. weiterzubildenden Ärzten vorgenommen; die Komplikationsrate ist hier zwangsläufig höher als bei erfahrenen Fachärzten.

M. E. sind die niedergelassenen Ärzte die effektivsten Kontrolleure der chirurgischen Leistungen: Sie sehen die Wunden und können die postoperativen Verläufe nach ambulanter oder stationärer Operation vergleichen. Sie erfahren unmittelbar von ihren Patienten, ob sie sich gut behandelt fühlten. Die niedergelassenen Ärzte haben ein Interesse daran, daß andere Ärzte „ihre" Patienten gut behandeln, denn diese werden ihnen für die „richtige" Überweisung danken. In zunehmendem Maße werden die niedergelassenen Ärzte außerdem merken, daß Komplikationen im Krankenhaus häufig „hausgemacht" sind.

Bislang gab es keine externe Kontrollinstanz für ärztliche Leistungen im Krankenhaus. Die niedergelassenen Ärzte werden im Zusammenwirken mit ihren Patienten immer häufiger eine solche Kontrollinstanz darstellen.

7 Leistungsziffern für Operationen

Die folgenden Listen (Tabelle 3) enthalten Leistungsziffern, die bei den verschiedenen Operationsarten in Ansatz gebracht werden können. Dabei ist zu berücksichtigen, daß jede Kassenärztliche Vereinigung (KV) die Zulässigkeit bestimmter Leistungsziffern unterschiedlich beurteilt. Jeder Operateur muß sich seine eigene Ziffernfolge zusammenstellen.

Die Abrechnung mit der KV ist, besonders in bezug auf das Honorar für ambulante Operationen, ein schwieriges Unterfangen. Die Prüfärzte, Prüfungsausschüsse und Beschwerdeausschüsse befinden sich in der Defensive, sie verteidigen den gedeckelten Topf der Arzthonorare. Jedem, der mehr als das Durchschnittliche verlangt, unterstellen sie erst einmal Unwirtschaftlichkeit. Der fordernde Arzt muß deshalb beweisen, daß sein Handeln auch im Sinne der KV wirtschaftlich ist. Jeder Außenseiter hat es schwer, einen Teil des Honorartopfes für sich zu beanspruchen. Wir ambulant operierenden Ärzte müssen also gegen die finanziellen Interessen der etablierten Ärztegruppen in den eigenen KVen angehen, um ein angemessenes Honorar zu erhalten. Zu diesem Zweck hat sich folgendes Vorgehen bewährt:

Kennzeichnung des Kollektivs „Ambulante Operation"

Ziel ist es, daß alle im Zusammenhang mit einer ambulanten Operation stehenden Leistungen als Praxisbesonderheit anerkannt werden. Dazu muß das Operationskollektiv auch auf den Abrechnungsscheinen besonders gekennzeichnet sein:

- Alle Leistungsziffern, die im Rahmen des ambulanten Operierens anfallen, werden bei handschriftlicher Abrechnung mit einer besonderen Farbe, z. B. grün, eingetragen.
- Alle Abrechnungsscheine des Operationskollektivs erhalten eine Schlüsseldiagnose, z. B. „Ambulante Operation" (AO) oder „Abwä-

Tabelle 3. Leistungsziffern für das ambulante Operieren

GÖA		EMB
Präoperativ		
1(B)	*Beratung* 8 – 19 Uhr	
1(B)	Eingehende Beratung >15′ (+65>25)	
	Beratung + Unters. 1× + SL	4
	Beratung + Unters. >1 Organsystem 1× + SL	8
	Erört./Planung *therap. Maßn.*, chron. Erkr.	10
	Erörterung/Planung *Operation*, schwere Erkr.	11
849	Erört., Sexualkonflikt, Sterilität, SS	13
	Beratung Sterilisation	180
	Zuschlag f. 10, 11, 13 bei *Untersuchung*	14
849	Diff.-diagn. Klärung psychosom. Krankh.	850
849	Therapeut. Gespräch, psych. Stör. >20′	851
65	Eingeh. *Untersuch.* m. kurz. Berat. 2×/Q	61
410	Digitalunters. Mastdarm/bei 10 – 14, 100, 165	(360)
Probeexzision/Chirurgie der Haut		
490	*Anästhesie* vor Injektion	405
490	Infiltrationsanästhesie bis 5 ml	406
491	*Infiltrationsanästh.* gr. Bezirk [>4 cm²]	407
267	Lokalanästhesie z. Schmerzbehandlung	410
2401	*Exzision* kl. Hautbezirk (bis 7×)	2100 + 0
2403	Exzision kl. Geschw./gr. Hautbez. [>4 cm²]	2010 + 0
2404	Exzision große Geschwulst [>1 cm³]	2106 + 81
756	Warzen (bis 5)	905 + 0
A2392	Exzision e. gr. kontraktilen Narbe [>3 cm]	2172 + 82
327	*Punktion* Abszeß/Serom	303
312	Punktion e. Mamma	314 + 0
1061, 2400	Öffnung Körperkanalverschluß	2140 + 0
2428	*Eröffnung* oberfl. Abszeß/Hämatom	2141 + 0
2430	Eröffnung *tiefer* Abszeß/Hämatom	2145 + 80
2431	Eröffnung/Exzision e. Karbunkels	2146 + 80
2397	Eröffnung e. tiefen Hämatoms, selbstst.	–
2006	Entf. v. Wundgranulationen, klein [<3 cm]	2020
2008	Wundspalt./Entf. v. Wundgran. groß [>3 cm]	2021
2009	Entfernen Fremdkörper unter der Haut	2010
2452	Fettschürze	2180 + 0
2396	Implantation e. Hautexpanders	2162 + 0
764	Verödung von Krampfadern je Sitz	931 + 0
2890	Exstirpation/Ligatur Seitenastvarizen	2860 + 80
	Exstirpation V. saphena magna/parva	2861 + 82
1120	Episiotomie	1040 + 0
1121	Versorgung eines alten Dammrisses	1045 + 82

Tabelle 3 (Fortsetzung)

GÖA		EMB
Urologie		
488	Oberflächenanästhesie, z. B. Harnröhre	400
1730	Katheterisierung Harnblase	1726
1731	Katheterisierung Harnblase + Spülung	1721
1732	Einlegen Verweilkatheter (inkl. 1730)	1726
1731	Spülen d. Harnblase bei liegendem Katheter	1727
A2093	Spülen bei liegender Drainage	2216
1787	Urethro-Zystoskopie ggf. inkl. PE	1784
3500	Unters. v. Körperflüss., z. B. *Urin*	3500
4055	Mikr. Unters. Harnsediment	3622
4600	Orient. Bakt.-nachweis (Uricult)	3885
1714	Entfernung Geschwülste Urethra	2106
1797	Ausräumung Blutkoagel	1801 + 80
1802	Operativer Eingriff in Harnblase (+ 1784)	1802 + 81
Proktologie		
410	Digitalunters. Mastdarm b. 10 – 14	360
705	Proktoskopie	361
411	Ätzung im Analbereich	362
3230	Reposition Analschleimhautprolaps	364
705	Unters. m. Spreizspekulum	368
3236	unblutige Erweiterung Sphinkter ani	366
763	Spaltung perianale Thrombose	370
690	Rektoskopie	755
3505	Unters. Blut i. *Stuhl* 3 Proben	3520 (159)
3240	Op. v. Hämorrhoidenknoten o. Marisken	372 + 0
3241	Hämorrhoidektomie n. Milligan	2750 + 82
Vaginale Vorbehandlung		
420	Entnahme Abstrich (Mikrobiol.)	298
4060	Mikrosk. Unters. Nativmaterial	3600
4128	Mikrosk. Unters., diff. Färbung	3601
1075	Vaginale Behandlung	1075
1730	Katheterisierung Harnblase	1726
494R	Leitungsanästhesie, *PCB*, rechts	420R
494L	Leitungsanästhesie, *PCB*, links	420L
Vaginale OP (Abrasio etc.)		
756	*Kondylom*abtragung je Sitzung	920 + 0
1141	OP im Vagina-, Vulvabereich/*Marsupialisation*	1141 + 81
1061	Abtragung des Hymens	2140 + 0
1098	OP Narbenstrang/Septum Scheide, Stenose	1098 + 0
2402	Probeexzision *tief* (Portio/Vagina)	2105 + 80
1102	Entfernung e. Zervix*polypen*	1102 + 0
1140	operative Versorgung *vag. Nachblutung*	1140 + 81
427	Unters. v. Gängen u. Fisteln m. Sonde	(295)
1096	Erweiterung des Gebärmutterhalses	

Tabelle 3 (Fortsetzung)

GÖA		EMB
1104	*Abrasio/Strichabrasio*	1104 + 81
1052	*Fehlgeburt*	1502 + 81
1086	*Konisation* d. Portio	1086 + 81
1129	*Plast. Op.* d. Zervix	1129 + 81
A2015	Implantation/Drain	2030
2402	*Probeexzision Portio*	2105 + 80
1060	Ausräumung e. *„missed abortion"/Mole*	1060 + 82
1129	*Cerclage*, Op. alter Gebärmutterhalsriß	1130 + 80
1131	Entfernen e. Cerclage	1131 + 0
1099	Op. Beh. Hämato- o. Pyometra	
1125	Vordere Scheidenplastik	1125 + 81
1126	Hintere Scheidenplastik (Enterocele + 1136)	1126 + 82
1136	Hintere Kolpozöliotomie	1136 + 0
1127	Vord. und hint. Scheidenplastik	
1128	Inkontinenz-OP, Kolposuspension	1128 + 0
A1138	Ablation d. Endo-, Myometriums (Resektoskop) (A)	96 + 0
1163	Fisteloperation an Geschlechtsteilen	
1081	Scheidentamponade z. Blutstill. (selbstst. Leist.),	
	Op. am Uterus von vaginal, z. B. Myom	1150 + 83
1138	vag. Hysterektomie	1138 + 0
1159	Vulvektomie (partiell)	96 + 0
Hysteroskopie		
1110	*Hysteroskopie* (ohne op. Eingriff)	1110 + 0
1111	Hysteroskopie m. op. Eingriff	1111 + 81
A2093	Spülen bei liegender Drainage	2216
1158	Kuldoskopie	
Laparoskopie/Operative Pelviskopie		
1087	Anlegen e. *Portioadapters*	1115 + 0
1155	*Pelviskopie* einfach	770 + 82
1145	*Operat. Laparoskopie*/Chromopertub.	1150 + 83
1146	OP bds./Zuschlag f. OP bds.	1151
	Zuschlag für TK	1152
316	Douglas-Punktion	316
317	*Punktion* d. Adnexe inkl. Douglas	317
367	Einbringung Kontrastmittel Hy-Sa	6070
1113	Eileiterprüfung	1113
A2093	Spülen bei liegender Drainage	2216
1162	Abdominale Myomenukleation	
1048	Op. *EU*	1048 + 0
1048	Op. *EU* konservativ	1049 + 0
3283	Operation *Nabel-, Mittellinien- o. Narbenbruch*	2621 + 83
3200	Appendektomie	1150 + 1151 + 83
325	Leberbiopsie	315
Hydroperitoneum		
A2015 I	Implantation/Drain I	2030 I
A2015 II	Implantation/Drain II	2030 II

Tabelle 3 (Fortsetzung)

GÖA		EMB
280	Infusion	271
A2093	Spülen beiliegender Drainage	2216
2007	Katheterentfernung Drain I	2006 I
2001	*Versorgung* kl. Wunde + Naht	2001 I
2007	Katheterentfernung Drain II	2006 II
2001	*Versorgung* kl. Wunde + Naht	2001 II
204	zirkulärer Verband Rumpf	204
267	Lokalanästhesie z. Schmerzbehandlung	410
Sterilisation		
1(B)	Beratung bezügl. Sterilisation	180
65	Untersuchung vor Sterilisation	181
1156	*Tubenkoagulation*	187
	Zuschlag amb. Op.	188
	Tubenkoagulation bei operativ. LSK	1152
Schwangerschaftsabbruch		
35	Beratung bezügl. SS-Abbruch ggf. + Unters.	190
405	Sonographie vor SS-Abbruch	191
65	Klin. Untersuchung	192
1055	Schwangerschaftsabbruch	195
	Zuschlag f. amb. Op.	196
15	Vordruck SS-Abbruch	74
Mammatumor		
312	Punktion e. Mamma	314
405	opt. Führungsh. m. US o. Durchleuchtung	398
2410	Op. e. *tastbaren Mammatumors*	2110 + 81
2410	Op. e. *nicht tastbaren* Tumors	2111 + 81
Mastektomie, plastische Mammachirurgie		
2411	*Absetzen Brustdrüse*	2115 + 0
2413	*Absetzen Brustdrüse* + Lymphonodektomie	
A2408	Lymphonodektomie d. Axilla	2121 + 0
2583	Neurolyse N. intercostobrachialis	2935 + 82
2381	Einfache *Hautlappenplastik* [< 4 cm^2]	2151 + 80
2382	Schwierige Hautlappenplastik [> 4 cm^2]	2156 + 81
(2411)	*Subkutane Mastektomie*	2116 + 0
2412	Mastektomie mit Muskel	2117 + 0
A2411	Teilresektion/Quadrantenresektion	2118 + 0
2414	*Reduktionsplastik* e. Mamma	2125 + 80
2415	Aufbauplastik e. Mamma, Implantation	2130 + 0
2416	Rekonstruktive Aufbauplastik n. Amp.	2131 + 0
	Rekonstrukt. Aufbauplastik + Verschiebepl.	2132 + 0
2420	Austausch Mamma*prothese*	2133 + 83
2419	Rekonstruktion e. Mamille m. körpereig. Gew.	2137 + 82
2417	Mamillentransplantation	2135 + 81

Tabelle 3 (Fortsetzung)

GÖA		EMB
Assistenz, Konsil		
13A	Assistenzarzt/AiP	51
13A	Beistand anderer Ärzte/Tag	46
13A	Zuschlag bei Op. > 20 min	49
10A	mündl. Beratung/Konsil m. Anästhesistin	42
9a/9b	Verweilgebühr b. Tag je 1/2 h	40
Postoperativ		
16	OP-/Krankheitsbericht	75
15	*Brief* ärztl. Inhalts	74
	Pauschale f. Fotokopien pro Seite	7140
	Porto	7120
14	AU-Bescheinigung, kurze Bescheinigung	71
14	Bescheinigung auf Verlangen der Kasse	72
3625	Hb	3513
4142	Ery	3510
4143	Leuko	3511
510	*Übungs*behandlung	510
530	*Kalt-* oder Heißpackung	529
505	*Atmungs*behandlung	505
507	krankengymnast. Teilbehandlung	507
A2093	Spülung b. lieg. Drainage	2216
2007	*Entfernen* Fäden/Drain kl. Wunde nur je 1 × /Beh.	2006
2027	*Entfernen* Fäden/Drain gr. Wunde [> 3 cm]	
2008	Wund- o. Fistelspaltung	
2000	Erstversorgung e. kl. Wunde [< 3 cm]	2000
2001	*Versorgung* kl. Wunde + Naht	2001
2006	Behandlung e. sek. heil. Wunde klein (inkl. 200)	2020
	Behandlung e. sek. heil. Wunde groß	2021
200	Verband anlegen	200
204	zirkulärer Verband Rumpf	204
2009	Entfernung Fremdkörper unter der Haut	2010
Injektion, Infiltration, Infusion		
252	i.m.-Injektion	252
253	i.v.-*Injektion*	253
280	Infusion 10 – 30 min + Erläuterung d. Medik.	271
283	i.v.-Infusion > 30 min + Erläuterung d. Medik.	272
257	Injektion v. Medik. in Kath. + Medik.	261
283	Infusion Zytostatika > 90 min	278
260	intrakutane Reiztherapie	266
267	medik. Infiltrationsbehandl.	267

gung einer ambulanten Operation" (AAO). Dann können z. B. Erörterungen (Ziff. 13, 11, 10) im Operationskollektiv mittels der Schlüsseldiagnosen AO oder AAO mit dem Computer sortiert werden. Dieses ist für die Argumentation gegenüber der KV besonders wichtig (s. unten).

- Alle Leistungsziffern im Zusammenhang mit einer ambulanten Operation werden unter gesonderten Benutzerindizes in den Praxiscomputer eingegeben und auch separat statistisch ausgewertet (etwa so, als würden 2 Ärzte einer Gemeinschaftspraxis gemeinsam abrechnen, der eine aber nur operieren und der andere nur Praxis machen). Dies ist mit Softwareprogrammen, die verschiedene Benutzerindizes haben, möglich.

Wir müssen also die einzelnen Leistungen unserer Praxisbesonderheiten gut für die KV-Abrechnung aufarbeiten. Da die KV einen Computer benutzt, sollten wir es m. E. ebenfalls tun, mit einer Software, die unsere Belange optimal berücksichtigt.

Vergleich mit Betriebskosten für stationär durchgeführte Operationen

Jede Honorarkürzung für Leistungen, die im Rahmen der Praxisbesonderheit „Ambulantes Operieren" erbracht wurden, sollten wir unter Hinweis auf Einsparungen im Vergleich zu stationärer Behandlung ablehnen. Das Sozialgericht Düsseldorf hat die KV Nordrhein in einer gerichtlichen Verfügung vom 22. 11. 1991 (S2 Ka 88/91) darauf hingewiesen, daß unter Hinweis auf eine Entscheidung des BSG vom 22. 05. 1984 – 6RKa 21/82 (in So7R 2200 §368 n RVO Nr. 31) die Kosten für Leistungen, die auch außerhalb des Zuständigkeitsbereichs der KV erbracht werden können, z. B. in Krankenhäusern, bei der Wirtschaftlichkeitsprüfung der kassenärztlichen Leistungen berücksichtigt werden müssen. Das bedeutet, daß wir ambulanten Operateure nicht unwirtschaftlich im Sinne der KV handeln, solange unsere Leistung kostengünstiger als im Krankenhaus erbracht wird.

Abrechnung

Unser KV-Abrechnungssystem basiert auf der Einzelleistungsvergütung. Das Honorar für unser ärztliches Handeln setzt sich also aus einer

Reihe von Einzelleistungen zusammen. Um die Möglichkeiten für die Honorierung einer ambulanten Operation auszuschöpfen, gibt es u.a. folgende Wege:

- Ziffernlisten als handschriftliche Vorlage,
- Computerlisten („Ketten") von Leistungsziffern, die einzeln bestätigt werden.

Meiner Erfahrung nach sind die in Frage kommenden Leistungsziffern für ambulante Operationen so zahlreich, daß sie am besten von einem Computer verwaltet werden.

Beratungen/Erörterungen

Die Aufklärungsgespräche durch den Operateur vor ambulanten Operationen erfüllen m.E. immer die Kriterien für Erörterungen (Ziff. 13, 10, 11). Wenn ein Aufklärungsgespräch einige Tage vor der Operation stattfindet und vor der Operation eine weitere Erörterung notwendig ist, müssen wir ggf. auch 2 Erörterungen pro Operation abrechnen. Die Aufklärung durch den Operateur ist heutzutage so aufwendig, diffizil und verantwortungsvoll, daß sie der Erörterung bzw. Beratung eines Rechtsanwalts mindestens ebenbürtig ist; dieser kann durchaus DM 350,– pro Stunde für seine Beratung fordern. Auch postoperativ sind die Aufklärungsgespräche häufig Erörterungen und gehen über Beratungen hinaus.

Natürlich sehen es die Prüfärzte nicht gern, wenn im Rahmen einer ambulanten Operation Erörterungen und Beratungen mehrfach (mit Uhrzeitangabe) in Ansatz gebracht werden. Dieses ist aber eine konsequente Anwendung des Prinzips der Einzelleistungsvergütung.

8 Einrichtung einer operativen Praxis bzw. Tagesklinik

8.1 Bauliche Ausstattung

Wir haben für die Einrichtung unserer Gemeinschaftspraxis (Praxisetage, 3. OG und Operationsabteilung OP-Etage, 4. OG) zusätzlich zu den beim Bau üblichen Gewerken u. a. folgende Fachleute engagiert: einen Einrichter für Praxen und Tageskliniken, einen Krankenhausarchitekten, einen Beleuchtungsingenieur und eine Innenarchitektin.

Die Prinzipien für den Bau bzw. die Einrichtung einer operativen Praxis bzw. Tagesklinik werden aus der Sicht des Einrichters H. Becker und des Krankenhausarchitekten H. Brökelmann im Anhang beschrieben.

Weitere, möglicherweise für den Bau von Tageskliniken relevante Anregungen findet der Leser in den Schriften „Unfallverhütung" und „Bauberatung Praxis" der Berufsgenossenschaft für Gesundheitsdienst und Wohlfahrtspflege (bgw) ebenfalls im Anhang.

Probleme der baulichen Ausstattung unserer Tagesklinik

Größe der Operationsräume. Der kleinere unserer beiden Operationsräume ist 23 m^2 groß und auch für „große" Operationen, wie vaginale Hysterektomien und Mammareduktionsplastiken, ausreichend dimensioniert. Mit Videogerätewagen und Sonographiegerät wird es jedoch eng. Der größere Operationsraum (25 m^2, ein Raum mit nur einem großen Fenster) hat keine gute Belüftung, was sich an heißen Tagen nachteilig auswirkt.

Unserer Erfahrung nach sollte ein OP-Raum mindestens 20 m^2, besser 25 – 30 m^2 groß sein, nach Norden (oder Osten) liegen und über eine Querbelüftung des Raums bzw. des Gebäudes auch an heißen Tagen gut ventiliert sein.

Fußboden. Der vorhandene doppelte Fußboden, bestehend aus Keramikplatten auf kurzen Fußbodenständern (Industriefußboden), hat sich im Operationsbereich und im Aufwachbereich als ungünstig erwiesen. Die Kanten der Keramikplatten zeichneten sich sofort auf dem Linoleumfußboden ab. Auf die Keramikplatten mußten deshalb zunächst 16 mm dicke Spanholzplatten geschraubt werden, bevor darauf der elektrisch leitende Boden (OP-Bereich) bzw. ein Linoleumfußboden (Aufwachberich) aufgeklebt werden konnten. Auch nach der Stabilisierung durch Spannholzplatten zeichnen sich die Kanten der Spanholzplatten ab. Unebenheiten der Fußböden schaffen wiederum Probleme bei den Türabdichtungen (s. Schallschutz).

Schallschutz. Die eingebauten „Schall-Ex"-Türdichtungen liegen wegen Unebenheiten des Linoleumfußbodens nicht vollständig auf. Dadurch wird der geforderte Schallschutz (s. Vorgaben des Krankenhausarchitekten im Anhang) nicht erreicht.

Die Stabilität der verwendeten Innenwände (Metallkonstruktion mit Gipsplatten) ist für das Gewicht der im Krankenhausbau üblichen Schallschutztüren nicht ausreichend. Dadurch verziehen sich Türhalterungen, und Schallbrücken entstehen.

Aus ärztlicher Sicht muß der Fußboden zwischen Operations- und Aufwachräumen für das Befahren mit Rollbetten eben sein; es darf also keine Türschwellen, die besseren Schallschutz bieten, geben. Unter Umständen muß also aus bautechnischen Gründen ein Kompromiß bezüglich des Schallschutzes eingegangen werden.

Bei glatten Fußböden empfiehlt es sich, die Decke aus schallschluckendem Material zu wählen, um besseren Schallschutz zu erhalten.

Maschinenraum. In unserem innenliegenden Maschinenraum befindet sich u. a. der Kompressor für die Narkosegasabsaugung. Trotz Raumluftabsaugung erreicht hier die Luft bei laufendem Kompressor Werte über 30 °C, im Sommer wesentlich darüber. Die Lufttemperaturdifferenz zwischen Kompressor und Absaugstutzen in den OP-Räumen hat wiederholt zu Absonderungen von Kondenswasser in den Operationsampeln geführt. Der Maschinenraum wurde deshalb nachträglich auf 18 °C klimatisiert und die Ansaugluft für den Kompressor zusätzlich gekühlt.

8.2 Instrumente, Geräte

Instrumente

Die für die einzelnen Operationen notwendigen Instrumente werden in OP-Siebe gepackt und diese dann sterilisiert. Zusatz- bzw. Einzelinstrumente werden einzeln in Klarsichtfolie eingeschweißt und sterilisiert. Wir verwenden OP-Siebe für folgende Eingriffe:

- Abrasio,
- Konisation,
- Laparoskopie,
- Mamma-PE,
- vaginale Operation,
- Probeexzision,
- Cerclage.

Eine Inhaltsangabe der OP-Siebe findet sich im Anhang F.

Geräte

Geräte, die sich nach 2 Jahren ambulant operativer Tätigkeit als notwendig oder nützlich erwiesen haben, sind in der Kostenaufstellung im Anhang aufgeführt.

Kommentar zu einigen Instrumenten und Geräten für die operative Laparoskopie

Zum Präparieren, besonders bei Adhäsiolysen, hat sich die ***Peritonealschere*** bewährt. Ihre Branchenenden sind stumpf und auch geeignet für stumpfes Wegschieben von Gewebe, z.B. von Darm.

Eine ***Hakenschere*** eignet sich fast nur zum Durchtrennen von Fäden und festeren Gewebesträngen (z.B. Tube), wenn ihre Schneidflächen angeschliffen sind (s. Kap. 8.4, Reparaturen).

Die ***breite bipolare Pinzette*** ist zum Koagulieren von Gefäßen, Bauchnetz, kleinen Myomen oder Hydatiden und zur Oberflächenkoagulation (Blutung aus Uterus nach Myomenukleation, Endometrioseherde) sehr nützlich. Benutzt man die bipolare Pinzette zum Fassen von Gewebe – was man nicht tun sollte –, kann die Isolation durch den Rand der Führungshülse schnell beschädigt werden.

Mit der ***feinen bipolaren Pinzette*** können kleine Gefäße gezielt koaguliert werden.

Unentbehrlich für das Bewegen von Darm, Uterus und Adnexen ist die ***atraumatische Faßzange.***

Eine ***Faßzange mit Arretierung*** hat sich zur Extraktion von Gewebe, zum Fassen von Tumoren und zum Herausdrehen von Zystenkapseln (s. S. 23 Ovarialtumoren) bewährt.

Eine ***Biopsiefaßzange*** ist nicht nur für Biopsien aus dem Peritoneum gut, sondern auch zum Halten und Bewegen von Tumoren, ähnlich wie die arretierende Faßzange.

Die ***große Krallenfaßzange*** für die Myomextraktion wird selten benutzt.

Für die Gewinnung von Douglas-Flüssigkeit (Douglas-Spülung) wird eine ***stumpfe Kanüle*** benötigt. Sie ist am besten weitlumig, um auch kleinere Blutkoagula aufnehmen zu können.

Die ***spitze Kanüle*** ist für eine Zystenpunktion erforderlich. In Ausnahmefällen kann sie durch dünne, lange Kanülen, die durch die Bauchdecken geführt werden, ersetzt werden.

Ethi-Binder: Er ist in mittlerer Stärke (Catgut metric 4/Nr. 0) für Ligaturen gut geeignet. Die Knoten der dünneren Fäden lassen sich häufig nicht zuschieben, weil sie in die Hülse des Knotenschiebers rutschen. Ethi-Binder werden bei uns in zunehmendem Maße durch bipolare Koagulation ersetzt (s. S. 24).

Monopolares Messer: Dieses hat sich bei Inzision bzw. Exzision von Myomen bewährt; dazu wählen wir den Koagulationsstrom stark und den Schneidstrom schwach.

Cave: Ich benutze monopolaren Strom nur am Uterus, nicht an den Adnexen (Tube, Ovar), da dort der monopolare Strom über anliegenden Darm oder über die Vasa iliaca abfließen und Verbrennungsschäden verursachen kann (s. S. 30).

Clipzange: Sie ist in seltenen Fällen zur Blutstillung in der Nähe der großen Gefäße oder des Ureters nützlich.

Aufbohrhülsen: Sie sind notwendig, um z. B. einen suprasymphysären Einstich von 5 auf 10 mm zu dilatieren, damit dort ein Arbeitslaparoskop eingeführt werden kann. Eine Dilatation von 10 auf 20 mm erlaubt eine Extraktion von größeren Gewebeteilen (Myom, Ovarialtumor, Appendix) durch die 20-mm-Hülse.

Wellenschliff-Morcellator: Für weiche Myome ist er ausgezeichnet, für harte weniger geeignet.

Insufflationsgerät: Da zuweilen bei operativen Laparoskopien viel CO_2-Gas benutzt wird, halten wir grundsätzlich immer 2 Reserveflaschen vorrätig.

Aquapurator: Dieses für die operative Laparoskopie so wichtige Gerät ist leider recht anfällig, entweder durch Undichtigkeit im Schlauchsystem, in der Abdeckelung der Auffangflasche oder in der automatischen Gassteuerung. Auch die Ventile im Saugspülrohr funktionierten häufig nicht, so daß wir jetzt ein einfaches Saugspülrohr mit einem 2-Wege-Umschalthebel benutzen. Falls der Aquapurator defekt ist, saugen wir mit der Vakuumpumpe für Saugkürettagen ab und infundieren Flüssigkeit mittels Schwerkraft.

Videokette: Sie bewährt sich bei operativen Laparoskopien. Ein hochauflösender Monitor erleichtert das Operieren sehr. In kritischen Fällen, z. B. bei einer Adhäsiolyse am Darm oder in der Nähe des Ureters, bietet der direkte Blick durch das Laparoskop jedoch immer noch die beste räumliche Darstellung des Operationsgebiets.

Hochfrequenzkoagulation: Ein 175-Watt-Gerät hat sich für die meisten ambulant durchführbaren Operationen als ausreichend erwiesen. Für die Benutzung des Resektoskops zur Endometriumablation oder zur Abtragung von submukösen Myomen und Septen ist ein 400-Watt-Gerät empfehlenswert. Wir benutzen es auch für das intraabdominale Schneiden am Uterus mit dem monopolaren Messer. Hierfür stellen wir den Koagulationsstrom auf maximal und erhöhen den Schneidstrom langsam von Stellung 2 oder 3, bis ein Schneideffekt sichtbar wird.

Operateur und OP-Schwestern sollten die Anleitung für diese HF-Geräte eingehend studieren, da sie m. E. die potentiell gefährlichsten Geräte im Operationsraum darstellen.

Wir benutzen als Hautelektrode eine breite, leitende Gummiplatte, da unsere OP-Schwestern langjährige Erfahrung im Anlegen dieser Elektroden haben. Alternativ kann man eine Einmalelektrode benutzen.

8.3 Hygiene, Sterilisation

Händedesinfektion

Die Hände werden zunächst mit hautschonender Stückseife ca. 1 min lang gründlich gewaschen, die Fingernägel mit Bürste und einem Nagelreiniger gereinigt. Wir trocknen dann die Hände mit einem etwa 45×30 cm großen Frotteehandtuch ab, reiben sie mit Hautdesinfektionsmittel ein und lassen sie trocknen.

Für kleine Eingriffe reichen m. E. gründliches Händewaschen ohne Desinfektionsmittel und das Tragen von OP-Handschuhen aus.

OP-Wäsche

Für kleine vaginale Eingriffe benutzen wir sterile Latexhandschuhe, jedoch keinen OP-Kittel, keine Haube und keinen Mundschutz.

Für operative Laparoskopien, größere Mammaoperationen und größere Vaginaleingriffe tragen wir OP-Kittel, Haube und Mundschutz.

Hautreinigung

Vor der Operation wird die Haut des Operationsgebiets mindestens 3mal mit 0,4% Chlorhexidinlösung abgewaschen und eingerieben. Die Benutzung von Quecksilberlösung und Polyvidon-Jod-Lösung haben wir wegen aufgetretener Hautallergien verlassen. Zusätzlich zur Hautdesinfektion wird vor einer Laparoskopie die Nabelgrube mit mehreren etwa 5 cm langen Mullstückchen, die aus einer Mullbinde (2 cm breit) geschnitten werden, und einer chirurgischen Pinzette gereinigt. Dabei wird der Nabel mit einer anatomischen Pinzette offengehalten (s. S. 19, Offene Laparoskopie).

Waschmaschinen

Wir waschen alle Wäsche selbst, normalverschmutzte Wäsche bei 60 °C, blutige Wäsche bei 70 °C mit Vorwäsche (vgl. Daschner u. Kropec 1991). Nach dem Schleudern wird die OP-Wäsche nicht getrocknet, sondern von einer Wäscherei gemangelt. Die gesamte Tageswäsche von OP-Räumen und Aufwachräumen kann in einer Waschmaschine und einem Trockner etwa innerhalb von 8 Arbeitsstunden gereinigt werden. Bei mehr als 5 Operationen pro Halbtag sind 2 Waschmaschinen und 2 Trockner zu empfehlen.

Trockner mit Wasserkondensation der Abluft erzeugen viel Wärme und Luftfeuchtigkeit im Raum; besser ist es, die Abluft über ein Ventilationssystem mit einem Extraventilator oder direkt an die Außenluft abzugeben.

Reinigung der OP-Räume

Der OP-Fußboden wird, falls erforderlich, zwischen den Operationen gewischt; ansonsten wird er wie die Fußböden im Aufwachbereich einmal täglich mit einer Waschlösung für Linoleum gereinigt. Die früher geübte Flächendesinfektion haben wir aufgrund der Veröffentlichung von Daschner u. Kropec (1991) verlassen.

Die in den OP-Räumen vorhandenen Gardinen aus Nesselstoff/Leinen werden einmal im Monat bei 60 °C gewaschen und anschließend gemangelt.

Reinigung der Instrumente

Für die Säuberung der Endoskopieinstrumente leistet eine Wasserdruckpistole mit verschiedenen Ansätzen ausgezeichnete Hilfe. Ansonsten werden die Instrumente von Hand mit der Bürste gereinigt.

Sterilisation

Ein großer Sterilisator für Siebe mit 62 cm Länge ist für die Sterilisation von Laparoskopie- und Laparotomiesieben notwendig. Der Sterilisationsvorgang dauert je nach Füllung gut 1 h. Für das Sterilisieren kleiner Instrumentensiebe hat sich ein zusätzlicher kleiner Sterilisator bewährt, er sterilisiert in ca. 20 min.

Die Endoskope werden in einer Flüssigkeitswanne 10 min lang naß sterilisiert und anschließend mit sterilem Wasser abgespült.

Ein Folienschweißgerät wurde von uns nachträglich angeschafft, damit einzelne Instrumente sterilisiert und übersichtlich gelagert werden können.

8.4 Reparaturen

Einen großen Teil der in einer Operationsabteilung anfallenden Schäden können wir mit eigenen Mitteln im Hause beheben oder zumindest genauer diagnostizieren.

Es ist immer wieder erstaunlich, wie schnell Instrumente und Geräte unbesehen zur Reparatur geschickt werden sollen. Dabei stellt sich bei sofortiger Überprüfung häufig heraus, daß der Defekt auf falsche Bedienung zurückzuführen ist und schnell repariert werden kann. Wird dieses gleich im Team besprochen, wird ein Lerneffekt erzielt, der bei Inanspruchnahme des offiziellen Reparaturweges entfällt.

Elektrische Ersatzsicherungen sollten in unmittelbarer Nähe der Originalsicherungen sichtbar befestigt (angeklebt) werden.

Für die Reparatur bzw. Instandhaltung von laparoskopischen Instrumenten hat sich ein Auflichtmikroskop, ersatzweise eine Lupenbrille, und eine hochtourige Bohr- und Schleifmaschine bewährt. Alle Scheren z. B. werden von uns selbst geschliffen und nach Möglichkeit auch repariert.

Für die Überprüfung von Elektrokabeln eignet sich ein einfaches Volt-Ampère-Ohm-Meter. Kleinere Lötarbeiten können mit einem feinen Lötkolben meist schnell erledigt werden.

8.5 Organisation, Personal, Kooperationsmodell

Organisation

Patientenkartei: Eine lange, in das Format DIN A 5 faltbare Karteikarte dient der Dokumentation und dem Aufbewahren von OP-Berichten, Verlaufsbögen, Anamnesebögen, Ultraschallbildern usw.

Bei der *konventionellen Karteiführung* bleiben wir aus folgenden Gründen:

- Wir zeichnen viele gynäkologische Befunde auf, da eine Zeichnung mehr Informationen speichern kann als das geschriebene oder gedruckte Wort. Man denke nur an eine Landkarte, deren Inhalt man auch nicht in Worte fassen kann.
- Wir wollen noch nach 5–10 Jahren schnell erkennen können, welches Hormonpräparat z. B. einer Patientin einmal verschrieben wurde.
- Wir speichern die Operationsberichte auf Papier, um Speicherkapazitäten der Festplatte einzusparen und einen schnellen Zugriff zu den OP-Berichten zu haben.
- Auch bei elektronischer Dateiführung benötigen wir für jede Patientin eine Sammelmappe für Befunde. Da eine Karteikarte also sowieso gebraucht wird, können wir sie auch zur Dokumentation benutzen.
- Die Gefahr eines Verlusts an Daten ist m. E. bei einem PC größer als bei Papierspeicherung.

Praxiscomputer: Alle Stammdaten der zu operierenden Patientinnen werden möglichst schon einige Tage vor der Operation in den Praxiscomputer eingegeben. Er wird bei uns für das Formularwesen, die Abrechnung (Kassen, Privat) und für die Textverarbeitung (Anschreiben) benutzt.

Wir haben z. Z. 7 Terminals (Rezeption 2, Sprechzimmer 2, Büro, Untersuchungsraum, Schwesternüberwachung).

Arztbriefe, OP-Berichte: Für *Kurzbriefe* wurde schon vor Jahren ein Medico-Gramm mit selbstdurchschreibender Kopie entwickelt (s. Anhang). Das Papier ist gelb und zum Fotokopieren geeignet. Patienten- und Arztadresse können mit dem Praxiscomputer gedruckt werden. Dieser Kurzbrief hat sich als kostengünstige und schnelle Form der Informationsübermittlung bestens bewährt, vorausgesetzt, die Schrift des Arztes ist einigermaßen lesbar.

Textverarbeitung: Für Anschreiben an die zu operierenden Patientinnen (s. Anhang), Bescheinigungen usw. benutzen wir die Textverarbeitung des Praxiscomputers.

Für Operationsberichte setzen wir wegen der vielfältigen Möglichkeiten der Textverarbeitung sowie verschiedener Schrifttypen ein professionelles Textverarbeitungssystem mit Laserdrucker getrennt vom PC ein (s. Kap. 4, Postoperatives Management).

Eingabe von Leistungsziffern zur Abrechnung: Wir haben folgende Eingabemöglichkeiten ausprobiert:

- handschriftlich auf Krankenscheinen,
- Diktat, Eingabe der Ziffern durch eine Arzthelferin über Tastatur,
- Markierungsleser, Eingabe über Lesegerät,
- Barcode-Einlesestift,
- manuell über die PC-Tastatur.

Das Diktieren von Leistungsziffern scheint für den Operateur zunächst den geringsten Zeitaufwand darzustellen; es erfordert jedoch die Halbtagskraft einer Arzthelferin und einen nicht unerheblichen Zeitaufwand des Operateurs, den er für die Kontrolle und Korrektur der von den Arzthelferinnen eingegebenen Daten aufbringen muß.

Insgesamt scheint uns derzeit folgendes Vorgehen am günstigsten:

- Alle Leistungsziffern werden vom Leistungserbringer, dem jeweiligen Arzt, eingegeben.

- Alle im Rahmen einer ambulanten Operation erbrachten Leistungen werden unter einem speziellen Benutzerindex eingegeben, damit diese Praxisbesonderheit statistisch von den allgemeinen Leistungen der Praxis getrennt werden kann.

- Für die Eingabe werden PC-gespeicherte Ziffernketten verwandt.

- Die Diagnosen werden über Buchstabenkürzel und Ketten eingegeben.

- Praxisbesonderheiten werden mittels einer Kennwortdiagnose in Großbuchstaben eingegeben, z. B.:
  ABWÄGUNG E. AMBULANTEN OPERATION (Kürzel: AAO)
  AMBULANTE OPERATION (Kürzel: AO)
  KINDERGYNÄKOLOGIE (Kürzel: KINDER)
  KOMPLEXES STERILITÄTSPROBLEM (Kürzel: STERI).

- Für die Ziffernketten nach GOÄ werden Schwellenwertüberschreitungen mit dazugehörigen Begründungen sorgfältig programmiert.

- Ab Quartalsmitte erstellen wir Testabrechnungen und Statistiken.

- Die Kassenabrechnung geschieht am besten über Disketten.

Kommunikation. Für die praxisinterne Kommunikation (OP-Etage, Praxisetage) werden sowohl eine Gegensprechanlage als auch eine Telefonreihenanlage mit 6 Apparaten benutzt. Die Sprechanlage funktioniert schneller, die Telefonanlage hat den Vorzug größerer Diskretion. Beide Systeme sind sinnvoll.

Die Tagesklinik kann von außen über 2 Telefonleitungen angewählt werden, von denen eine nachts auf den Anrufbeantworter geschaltet wird. Der Anrufbeantworter kann außerhalb der Praxis mittels eines Modems über Telefon abgehört werden.

Eine dritte Telefonleitung dient der Telefaxübermittlung sowie ausgehenden Gesprächen.

Personal: Zur Zeit steht für unsere Operationsabteilung bzw. Tagesklinik folgendes Personal zur Verfügung:

- 1 Operateur,
- 1 AiP (für Operationen und Aufwachräume),
- 3 OP-Schwestern (alle halbtags beschäftigt),
- 1 Arzthelferin (für Aufwachräume, prä- und postoperative Organisation, Telefondienst usw.),
- 1 Putzfrau (1,5 h tgl.),
- 1 studentische Hilfskraft (1 h tgl.),
- 1 Sekretärin (halbtags),
- 1 Sachbearbeiterin (wöchentlich 2 h).

Buchhaltung und Personalverwaltung s. S. 81. Operiert wird z.Z. an 5 Wochentagen von 8–14 Uhr.

Kooperationsmodell: Eine operative Praxis bzw. Tagesklinik kann nur durch Kooperation mit anderen Fachdisziplinen einen hohen Standard medizinischer Versorgung anbieten. Zu diesem losen Praxisverbund gehören:

- *Zuweisende Frauenärzte.* Sie stellen die Indikation für eine diagnostische oder operative Maßnahme und betreuen ihre Patientinnen prä- und postoperativ. Sie übernehmen auch ganz- oder teilweise die Nachsorge von Karzinompatientinnen.

- *Hausarzt.* Er übernimmt die präoperative Diagnostik (u. a. EKG, Laborwerte) und diagnostische Maßnahmen, die sich aus dem OP-Verlauf ergeben (z. B. Abklärung einer laparoskopisch diagnostizierten Hepatopathie).

- *Internist/Gastroenterologe.* Kardiale Untersuchungen sowie Koloskopien zur Abklärung von Unterbauchschmerzen sind immer wieder im Rahmen einer präoperativen Diagnostik erforderlich.

- *Laborarzt.* Für uns wurde in letzter Zeit die Chlamydiendiagnostik (IFT) der Zervixmukosa besonders wichtig. Ein hoher Prozentsatz der Frauen mit Blutungsstörungen leidet offenbar an einer latenten Chlamydieninfektion. Der IFT wird am besten an Gewebeproben der Endozervix, die bei der Kürettage oder Hysteroskopie gewonnen werden, durchgeführt.

- *Arzt für Transfusionswesen.* Ein Taxi bringt im Notfall innerhalb weniger Minuten Kreuzblut zu der Spezialpraxis, die eine Blutbank unterhält. Eigenblutkonserven für große Operationen können dort hergestellt und gelagert werden. Die prä-, intra- und postoperative Abklärung von gerinnungsphysiologischen Problemen ist dort umgehend möglich.

- *Pathologe.* Das Ergebnis der pathologisch-histologischen Begutachtung erreicht uns an Werktagen in der Regel innerhalb von 24 h, bei Schnellschnitten natürlich kurzfristig. Als wichtig für die Beurteilung von Flüssigkeiten (Douglas-Sekret, Ovarialzystenflüssigkeit) hat sich die histologische Untersuchung von angereichertem Zellmaterial erwiesen.

- *Radiologe.* Röntgen- und Computertomogrammaufnahmen sind im Rahmen der präoperativen Diagnostik häufig erforderlich.

- *Strahlentherapeut/Radiologe.* Besonders für die Bestrahlung der Mamma nach brusterhaltender Operation eines Mammakarzinoms ist die Zusammenarbeit mit dem Strahlentherapeut wesentlich.

- *Kooperation mit einem Krankenhaus für die Krisenintervention.* Für die Krisenintervention steht uns die Universitäts-Frauenklinik Bonn zur Verfügung. Bei bei größeren ambulanten Operationen sollte eine solche Kooperationsmöglichkeit immer gegeben sein.

Alle aufgeführten Praxen besitzen Telefaxgeräte. Diese erleichtern die Kommunikation innerhalb des Kooperationsmodells erheblich.

8.6 Verwaltung

Buchhaltung und Personalverwaltung werden für uns von einer Unternehmensberatungsgesellschaft, deren Computerprogramm speziell für den niedergelassenen Arzt entwickelt wurde, durchgeführt. Monatlich erhält der Arzt einen Überblick über die tatsächlichen Ein- und Ausgaben der Praxis sowie den Stand der Finanzen im Rahmen eines langfristigen (12 Jahre) Entwicklungsplans. Die Jahresdaten dienen dem Steuerberater für die Steuererklärung.

Die Dimensionen einer Tagesklinik sind heute so groß, daß für die verantwortungsvolle Planung und Finanzierung ein langfristig angelegter, computergestützter Entwicklungsplan sinnvoll erscheint.

Die Vorarbeiten für Buchführung und Personalverwaltung leistet bei uns eine Sachbearbeiterin, die stundenweise nach dem 500,– DM-Gesetz bezahlt wird.

8.7 Kosten

Investitionskosten

Die Kosten der Einrichtung einer operativen Abteilung bzw. Tagesklinik sowie für den Ausbau einer gynäkologischen Gemeinschaftspraxis (Rezeption, Besprechungszimmer, Untersuchungszimmer, Labor, Wartezimmer etc.) wurden für das Jahr 1991 auf ca. DM 770000,– geschätzt. Durch Kauf von gebrauchten Geräten, z.B. Operationstischen, oder durch Benutzung von vorhandenen Geräten (z.B. Ultraschallgerät) können erhebliche Mittel eingespart werden.

Wenn Räume in einem Rohbau gemietet werden, kommen schätzungsweise noch DM 214000,– als Kosten für Elektrizität inkl. EDV, für Wände, Türen, Installation von Wasser und Heizung, Fußböden und Malerarbeiten hinzu. Für die Einrichtung einer Doppelpraxis mit Operationsabteilung sind also Primärinvestitionen in der Größenordnung von etwa 1 Mio. DM inkl. Mwst. zu veranschlagen.

Betriebskosten

Für eine Operationsabteilung (ca. 200 m^2) ist mit folgenden jährlichen Betriebsausgaben zu rechnen (Stand 1991):

Personalkosten	214000,–
Raumkosten	76000,–
Praxis- und Laborbedarf	53000,–
Finanzierungskosten	54000,–
Geräte- und Einrichtungskosten	6000,–
Fahrzeugkosten	6000,–
Versicherungen, Beiträge, KV-Verwaltung	11000,–
Porto, Telefon, Büromaterial	13000,–
Fortbildungs- und Reisekosten, Fachliteratur	9000,–
Sonstige Kosten	18000,–
Neuanschaffungen bis 912 DM inkl. MWST	10000,–
Abschreibungen	51000,–
Summe Praxisausgaben für Operationsabteilung	DM 521000,–

Bei 176 OP-Tagen (1991) à 6 h täglich errechnen sich Betriebsausgaben von DM 493,–/h. Der durchschnittliche Anteil der Betriebsausgaben der Arztpraxen am Umsatz liegt bei 50%, so daß für eine Operationsabteilung mit zu erwirtschaftenden Kosten von DM 680,–/OP-h gerechnet werden muß.

9 Spezialaufgaben einer Tagesklinik

Onkologie

Mammakarzinom. Die Primärbehandlung (Operation, ggf. Bestrahlung) kann von einer Tagesklinik zusammen mit einem Strahlentherapeuten durchgeführt werden. Die onkologische Nachsorge liegt primär beim betreuenden Gynäkologen. Eine erneute Zusammenarbeit mit der Tagesklinik bietet sich an, wenn z. B. Lokalrezidive durch Probeexzision abgeklärt werden sollen.

Ovarialkarzinom. Alle operativen Laparoskopien (s. S. 23) sowie Kontrollaparoskopien (Second-look-Laparoskopie) können in der Tagesklinik durchgeführt werden, ggf. auch Zytostatikainfusionen.

Zervix-, Endometriumkarzinom. Die Primärabklärung durch Hysteroskopie, fraktionierte Abrasio und ggf. auch Laparoskopie kann immer in einer Tagesklinik stattfinden. Es liegt dann in der Hand der niedergelassenen Ärzte, in welche Abteilung sie ihre Patientinnen zur Weiterbehandlung (Operation oder Bestrahlung) schicken wollen.

Nach einer Bestrahlungstherapie können Kontrollabrasionen und Hysteroskopien ambulant durchgeführt werden, ebenso diagnostische Laparoskopien zur Abklärung unklarer Abdominalbefunde.

Metastasierende Karzinome. Die vorhandenen Liegemöglichkeiten in den Aufwachräumen eignen sich z. B. für wöchentlich durchzuführende Zytostatikainfusionen (z. B. Epirubicin), wodurch die Patientin länger beweglich (ambulant) und in ihrer häuslichen Umgebung bleiben kann.

Reproduktionsmedizinische Methoden

Anlaß für einen größeren Teil der Laparoskopien ist eine Sterilität. Es bietet sich an, auch reproduktionsmedizinische Methoden, wie IVF,

GIFT u. a., in einer Tagesklinik durchzuführen. Dazu sind jedoch entsprechend geschultes Personal sowie Speziallaboratorien vonnöten. Umgekehrt gibt es auch Praxen, die primär Sterilitätspraxen mit Operationsabteilung sind und dann in den tageschirurgischen Bereich expandieren. Die Schwerpunkte in der medizinischen Versorgung werden immer durch das Können und die Intentionen der in einer Praxis bzw. Tagesklinik operierenden Ärzte gesetzt.

Kindergynäkologie

Für den einzelnen niedergelassenen Frauenarzt lohnt es sich kaum, die Instrumente für eine Vaginoskopie anzuschaffen. Auch muß ein Teil der kindergynäkologischen Abklärungen in Allgemeinnarkose stattfinden. Diese Aufgaben können am besten in einer Tagesklinik wahrgenommen werden, wenn ein Anästhesist mit Erfahrung in Kindernarkosen zur Verfügung steht. Von Vorteil ist es, wenn ein Kinderarzt dem kindergynäkologischen Team angehört.

10 Fachliche Voraussetzungen der Operateure

Ambulantes Operieren ist nichts für Anfänger!

Das ambulante Operieren sollte nur von erfahrenen Chirurgen ausgeübt werden. Diese Erfahrung kann m. E. folgendermaßen aussehen:

- abgeschlossene Facharzt-Ausbildung,
- nach Möglichkeit gute anatomische oder anatomisch-pathologische Grundausbildung,
- Beherrschen der klassischen Operationsmethoden,
- praktische Erfahrungen als operierender Facharzt,
- Grundausbildung und Erfahrungen in endoskopischen Verfahren,
- Erfahrungen in mikrochirurgischer Technik und in plastischer Chirurgie wären wünschenswert.

Außerdem sind für das erfolgreiche Führen einer operativen Praxis bzw. Tagesklinik vonnutzen, z. T. erforderlich:

- Grundwissen in Betriebswirtschaftslehre,
- Erfahrungen in Personalführung, z. B. als Oberarzt in einer Krankenhausabteilung,
- Beherrschen eines Textverarbeitungssystems,
- Erfahrungen in der Kassenabrechnung,
- Erfahrungen in einer Tagesklinik.

11 Ausblick

Operative Tagesklinik – eine leistungsfähige Einheit!

Nach unseren Erfahrungen könnten über die Hälfte aller z. Z. noch im Krankenhaus durchgeführten gynäkologischen Operationen ambulant in operativen Tageskliniken erfolgen.

Für die Ausstattung operativer Tageskliniken hat der Arbeitskreis „Ambulantes Operieren" der Frauenärzte folgende Mindestanforderungen aufgestellt (Brökelmann 1991 b):

Standards für ambulantes Operieren

Für alle *kleineren Eingriffe* gelten die Standards, die bislang von Ärztekammern und KVen für operative Praxen gefordert wurden.

Für *größere Eingriffe* gelten folgende Standards (für Tageskliniken):

Bauliche Voraussetzungen
- Operationsraum mit abwaschbaren Wänden,
- Händewaschanlage,
- Aufwachraum mit Liegen.

Apparative Voraussetzungen
- Sterilisator,
- Notstromleuchte,
- Instrumentarium für eine Notlaparotomie,
- apparative Ausstattung und Medikamente zur Wiederbelebung und zur Behandlung bei Komplikationen der Atmung.

Personelle Voraussetzungen
- Facharzt/-ärztin für Gynäkologie,
- Facharzt/-ärztin für Anästhesie,

- Assistenz beim Instrumentieren,
- Hilfsperson („Springer“)
- Aufsichtsperson für die Aufwachräume.

Organisatorische Voraussetzungen
- regelmäßige Wartung aller Apparate,
- regelmäßige Kontrolle der Effektivität des Sterilisators,
- Zusammenarbeit mit einer Klinik für eine eventuelle Krisenintervention,
- Teilnahme an der „Qualitätssicherung Ambulantes Operieren“.

Einen auf seinem Gebiet erfahrenen Operateur vorausgesetzt, können die in solchen Tageskliniken erzielten Leistungen weit kostengünstiger erbracht werden als im Krankenhaus. Für die Patientinnen sind die ambulant durchgeführten Operationen komplikationsärmer (Brökelmann et al. 1991), da z.B. krankenhausspezifische Komplikationen wie Thrombose und Embolie nach ambulanten Operationen nur selten vorkommen. Auch der Gesetzgeber sieht die Vorteile des ambulanten Operierens und hat deshalb im SGB V festgelegt, daß die Kassenärzte nach Möglichkeit ambulant operieren lassen sollen.

Hindernisse für das ambulante Operieren

Wenn so vieles *für* das ambulante Operieren spricht, warum ist es dann nicht weiter verbreitet?

Dafür gibt es mehrere Gründe:

1) Nach neuesten Untersuchungen der KV sind über 70% der ambulanten Operationen nicht kostendeckend honoriert (Tabelle 4, vgl. Brenner et al. 1992). Die Gründe dafür, daß die KBV trotz des Wissens um die unzureichende Vergütung der ambulanten Operationen keine auch vom Gesetz (SGB V) vorgeschriebene angemessene Honorierung für die Kassenärzte erzielen konnte, scheinen vielschichtig.

2) Die Krankenkassen wollen bislang das ambulante Operieren in Praxen ungern finanziell fördern, weil, wie ihre Vertreter argumentieren, „bislang noch kein einziges Bett im Krankenhaus durch das ambulante Operieren im Tagesklinikum abgebaut wurde“.

3) Die Krankenhäuser argumentieren gegen das ambulante Operieren, das bislang nur in Praxen möglich ist, weil sie dadurch Patienten verlie-

Tabelle 4. Kassenbeitrag für verschiedene gynäkologische und chirurgische Eingriffe. B-O-A-Zeit = Beratung-Operation-Arztbrief, DM = DM-Betrag bei angenommenem Punktwert von 0,10 DM. (Nach: Brökelmann J (1991 a) Weiß die KV eigentlich was angemessene Honorierung ist? Bonner Ärzte Nachr. 3:5–6)

Operation	Leistungs-ziffern	Kassen-beitrag (DM)	B-O-A-Zeit (∅ min)	Notwendiger Beitrag bei 680,– DM/h	Fehlbetrag (DM)
Abszeß, Eröffnung u. Drainage	10	18,–			
	61	20,–			
	2141	11,–			
	OP-Zuschl.	0			
	Assistenz	0			
	2030	3,–			
	75	8,–			
		60,–	45	510,–	450,–
Kondylom-abtragung	10	18,–			
	61	20,–			
	920	10,–			
	OP-Zuschl.	0			
	Assistenz	0			
	75	18,–			
		66,–	55	623,–	557,–
Mamma-probeexzision	10	18,–			
	61	20,–			
	2110	60,–			
	81	65,–			
	51	15,–			
	75	8,–			
		186,–	75	850,–	664,–
Quadranten-resektion	13	25,–			
	61	20,–			
	2118	170,–			
	OP-Zuschl.	0			
	Assistenz	0			
	75	8,–			
		223,–	75	850,–	627,–
Ablatio mammae	13	25,–			
	61	20,–			
	2115	150,–			
	OP-Zuschl.	0			
	Assistenz	0			
	75	8,–			
		203,–	120	1360,–	1157,–

ren würden. Das wiederum gefährdet die Arbeitsplätze von Ärzten und Pflegepersonal.

4) Die Länderregierungen stehen dem ambulanten Operieren bisher skeptisch gegenüber. Denn sie haben landesweit mit hohen Kosten ein dichtes Netz von Krankenhäusern geschaffen, das sie entsprechend kontrollieren. Für operative Praxen bzw. Tageskliniken trifft das nicht in gleichem Maße zu.

5) Von dem Verband der privaten Krankenversicherungen e. V. (PKV) ist bekannt, daß er das ambulante Operieren nicht fördern will, weil dann auch andere Verfahren oder Methoden gefördert werden müßten.

Es ist zu hoffen, daß die deutschen Krankenversicherungen künftig ähnlich entscheiden wie die Versicherung, die ihren Schweizer Zusatzversicherten die Kosten für Operationen erstattet und zwar unabhängig davon, wo die Leistung erbracht wurde.

Gesundheitssystem

Unser Gesundheitssystem gliedert sich relativ streng in 2 Bereiche, den ambulanten, den die niedergelassenen Ärzte versorgen, und den stationären Bereich der Krankenhäuser.

Alle langen kräftig zu: die Ärzte, die Patienten, die Krankenhausmitarbeiter, die Politiker – alle profitieren von diesem System, das durch Zwangseinnahmen von Arbeitnehmern finanziert wird. Das System hat sicher Vorteile, gerade für Minderbemittelte, es wird aber auch ausgenutzt. Dies muß durch eine effektive Kontrolle eingedämmt werden. Die beste Kontrolle kann nur der Patient selbst ausüben, denn nur er weiß, welche medizinischen Handlungen an ihm durchgeführt wurden und ob sich diese Handlungen für ihn gelohnt haben. Kontrolle durch den Patienten setzt voraus, daß er informiert und mündig ist. Deshalb muß eine zukunftsweisende Medizin m. E. auf folgenden Prinzipien aufbauen:

- *Der Patient ist mündig.* Er ist an der eigenen Heilung aktiv beteiligt, wie es z. B. beim ambulanten Operieren geschieht. Er kontrolliert die Arzt- und Krankenhausrechnungen. Als Anreiz für wirtschaftliches Handeln wird eine Eigenbeteiligung für Patienten eingeführt.
- *In der Medizin* brauchen wir nicht noch mehr Planwirtschaft, sondern *mehr freie Wirtschaft.* Aus dem Zusammenbruch der Planwirtschaft in sozialistischen Ländern sollten wir u. a. den Schluß ziehen,

daß auch die bestehende Planwirtschaft in unserem Gesundheitswesen (Betten-, Krankenhausplan) marktwirtschaftlichen, konkurrierenden Systemen weichen muß.

So sollte z. B. für die gleiche operative Leistung auch das gleiche Honorar bezahlt werden, unabhängig davon, *wo* die Leistung erbracht wurde. Wenn die Patientin dann im Krankenhaus für eine Abrasio mehr zahlen muß als in der Praxis, weil sie im Krankenhaus auch Kost und Logis in Anspruch nimmt, dann werden voraussichtlich die ambulant erbrachten Operationen bevorzugt werden.

- Die operative Praxis bzw. Tagesklinik wird die *3. Säule im Gesundheitssystem* neben der herkömmlichen Arztpraxis und dem Krankenhaus, da die Leistungen in einer kleinen Einheit wie der Tagesklinik kostengünstiger zu erbringen sind als in der Hierarchie eines Krankenhauses.

Anhang A

Formulare

Gemeinschaftspraxis
Prof. Dr. med. Jost Brökelmann
Frauenarzt
Dr. med. Karen-Maria Brökelmann
Frauenärztin

Gemeinschaftspraxis Prof. Brökelmann · Friedensplatz 9 · 5300 Bonn 1

Betrifft:

Telefon (0228) 69 49 79
Telefax (0228) 65 02 99

BONN, den

MEDICO-GRAMM
(Ärztlicher Kurzbericht)

Merkblatt
Einwilligungserklärung für eine Operation

Die Ärztin/der Arzt Frau/Herr Dr. med. ....
hat heute mit mir ein Aufklärungsgespräch über die bei mir vorgesehene Operation ....

....

....

....

geführt. Auf mögliche *Komplikationen* der Operation ....

....

wurde ich hingewiesen. Ich habe die Aufklärung verstanden und konnte alle mich interessierenden Fragen stellen. Ich habe z. Z. keine weiteren Fragen.

Ich willige ein, daß die geplante Operation ambulant durchgeführt wird.

Ich willige weiterhin ein, daß zwingend erforderliche Änderungen und Erweiterungen der Operation, z. B. verursacht durch eine Blutung, vorgenommen werden können.

Datum: ....

Unterschrift der Patientin

....

Unterschrift der Ärztin/des Arztes

Merkblatt
Einwilligungserklärung zur Vollnarkose

Die Ärztin/der Arzt Frau/Herr Dr. med. .... hat heute mit mir ein Aufklärungsgespräch über die bei mir vorgesehene Vollnarkose geführt. Ich habe die Aufklärung verstanden und konnte alle mich interessierenden Fragen stellen. Ich habe z.Z. keine weiteren Fragen.

Ich willige ein, daß der geplante Eingriff in Vollnarkose ausgeführt wird.

Ich willige weiterhin in die vorbereitende und begleitende anästhesiologische Behandlung ein. Mit medizinisch erforderlichen Änderungen und Erweiterungen der Anästhesie bin ich einverstanden.

Folgende *Hinweise für ambulante Narkosen* habe ich zur Kenntnis genommen:

6 Stunden *vor* der Operation
- nichts mehr trinken
- nichts mehr essen
- nicht mehr rauchen

24 Stunden *nach* der Operation
- nicht aktiv am Straßenverkehr teilnehmen
- keine Maschinen bedienen
- keinen Alkohol trinken
- keine wichtigen Entscheidungen treffen.

Datum: ....

Unterschrift der Patientin

....

Unterschrift der Ärztin/des Arztes

Merkblatt
Kurz-Information zu den ambulanten Operationen

Nüchternheitsgebot

Bitte bleiben Sie 6 Std. vor der Operation nüchtern (auch nichts trinken und nicht rauchen) und melden Sie sich zu der vereinbarten Zeit an der Rezeption der Praxis im 3. OG.

Medikamente

Die meisten Medikamente können Sie bis zum Vorabend der Operation wie üblich einnehmen. Einige Medikamente können und sollen auch (mit wenig Flüssigkeit) am Morgen der Operation eingenommen werden; dieses sollte aber nach Absprache mit dem Anästhesisten geschehen, ebenso das Spritzen von Insulin. In den letzten 4–6 Tagen vor der Operation sollten Sie *keine Schmerzmittel* vom Typ der nichtsteroidalen Antirheumatika (bitte fragen Sie Ihren Arzt) einnehmen, da durch diese Medikamente eine Blutungsneigung verursacht werden kann. Einige dieser nichtsteroidalen Antirheumatika sind: Salicylsäure („Aspirin"-Ersatz), Diclofenac, Ibuprofen.

Unterlagen/Befunde

Folgende Unterlagen und Befunde sollten Sie mitbringen, wenn angekreuzt:

- ☐ Ärztliche *Überweisung* zur Mitbehandlung, falls nicht schon geschehen (keinen Krankenschein)
- ☐ Unterschriebene *Einwilligungserklärung* zur Operation
- ☐ *Blutgruppe:* mit Untergruppen, evtl. Mutterpaß
- ☐ *Laborwerte I:* kleines Blutbild, Urinstatus
- ☐ *Laborwerte II:* SGOT, G-GT, Na, K, Ca, Kreatinin
- ☐ *Laborwerte III:* Gerinnungswerte (Thrombo, Quick, PTT)
- ☐ *EKG*

Wegen dieser Voruntersuchungen wenden Sie sich bitte an Ihre(n) (Haus-) Ärztin/Arzt. Diese können auch das Formular „Protokollblatt zur Befunddokumentation im Rahmen der Anästhesievorbereitung" benutzen.

Bitte verzichten Sie für den Operationstag auf:

- Make-up (die Augen könnten während der Narkose tränen)
- Nagellack (die Durchblutung Ihrer Finger kann besser überwacht werden)
- Schmuck und sonstige Wertsachen.

Mitzubringen sind:

- Bademantel, Hausschuhe, ggf. warme Socken für OP
- ggf. Vorlagen/Binden
- ggf. fester BH (bei Brustoperationen)
- bei Bauchoperationen ein Miederhöschen, falls vorhanden
- bei Bauchoperationen weite, nicht einengende Kleidung, am besten Freizeitkleidung.

Wir stellen: OP-Hemd, Bettwäsche, Kaffee, Tee, Zwieback.

Vorgespräche

Wenn Sie zusätzlich zu den Gesprächen mit Ihrer überweisenden Ärztin/Ihrem Arzt ein Gespräch mit dem Operateur oder der Anästhesistin wünschen, vereinbaren Sie bitte einen Gesprächstermin mit unserer Rezeption.

Operationszeit

Am Tage vor der Operation rufen Sie bitte nach 12.00 Uhr an, um die Uhrzeit zu erfragen, zu der Sie am Operationstag in der Praxis sein sollen. Bitte berücksichtigen Sie, daß Sie eventuell auch etwas warten müssen; die Operationszeiten werden anhand der durchschnittlichen Operationszeiten für die einzelne Operationsart ermittelt. Einige Operationen werden also kürzer, andere länger als der Durchschnitt dauern. Falls Sie warten müssen, bedenken Sie bitte, daß *Ihre* Operation auch länger dauern könnte. Es ist sicher in Ihrem Sinne, daß wir die gleiche Sorgfalt bei „kurzer" wie bei „langer" Operation aufwenden.

Entlassung

Nachwirkungen der Betäubungsmittel können Ihre Aufmerksamkeit und damit auch z. B. Ihre Fahrtüchtigkeit verändern. Deshalb sollten Sie sich erst eine Nacht ausgeschlafen haben, bevor Sie ein Auto selbst führen, allein ein öffentliches Verkehrsmittel benutzen oder eine wichtige Entscheidung treffen. Lassen Sie sich bitte abholen oder benutzen Sie ein Taxi. Nach der Entlassung aus ärztlicher Behandlung sind Sie selbst für Ihr Tun verantwortlich.

Falls Sie mit dem Auto abgeholt werden, kann das Auto in der Friedensplatz-Garage geparkt werden. Die Garage hat in ihrem südlichen Teil einen Aufzug bis zum Friedensplatz.

Weiterbetreuung

Am Tage nach der Operation sollten Sie Ihre Ärztin/Ihren Arzt in der Praxis aufsuchen oder zumindest ihr/ihm telefonisch von Ihrem Befinden berichten, denn Ihr Arzt/Ihre Ärztin übernimmt in der Regel die weitere Betreuung. Wenn bei Besonderheiten Ihr Arzt/Ihre Ärztin nicht erreichbar sind, können Sie mich selbstverständlich jederzeit anrufen. Falls ich nicht in der Praxis bin, gibt der automatische Anrufbeantworter Auskunft, wie Sie mich erreichen können.

Prof. Brökelmann

Merkblatt für eine Ausschabung der Gebärmutter o. ä. (Kürettage, Hysteroskopie, Konisation)

Innere Wunde

Die Wunden am Scheidenende bzw. in der Gebärmutter können Sie nicht sehen, diese Wunden heilen aber ähnlich wie Wunden an der Körperoberfläche. Nach einer Ausschabung der Gebärmutter kann die innere Wunde bis handtellergroß sein. Die Wunde sondert in den ersten Tagen noch Blut und Wundsekret ab.

Blutung

Im allgemeinen nimmt der blutige Ausfluß mit jedem Tag ab. Gelegentlich kommt es vor, daß ein Gewebsstück den Gebärmutterausgang verlegt, sich dadurch der Ausfluß vorübergehend in der Gebärmutter ansammelt und dann in einem Schub ausgestoßen wird. Wenn dieses einmalig geschieht und die Blutung nicht stärker als eine Regelblutung ist, können Sie abwarten. Sollte es zu einer überregelstarken Blutung kommen, suchen Sie bitte Ihren Arzt/Ihre Ärztin auf.

Übelriechender Ausfluß

Sollte der Ausfluß übel riechen, könnte dieses auf eine beginnende Entzündung hinweisen. Suchen Sie bitte unverzüglich Ihre Frauenärztin/Ihren Frauenarzt auf.

Fiebermessen

Um eine Entzündung früh zu erkennen, messen Sie bitte 2mal täglich die Temperatur im Darm (rektal). Sollte diese auch bei Kontrolle über 38,0 °C betragen, benachrichtigen Sie bitte Ihre Frauenärztin/Ihren Frauenarzt.

Geschlechtsverkehr

Nach einer Operation in der Gebärmutter bleibt der Muttermund für einige Tage oder Wochen geöffnet, ähnlich wie nach einer Geburt. Die Gefahr einer aufsteigenden Entzündung ist erhöht. Sie sollten deshalb 3–4 Wochen lang keinen Geschlechtsverkehr haben oder, wenn unumgänglich, sich durch ein Kondom oder Pessar vor möglichen Entzündungskeimen schützen.

Schmerzen

Sollten Sie Jucken oder Brennen an den Schamlippen spüren, kann dieses eine Entzündung der äußeren Geschlechtsteile bedeuten. Benachrichtigen Sie bitte Ihre(n) behandelnde(n) Gynäkologen(in).

Brennen beim Wasserlassen

Bei diesen Beschwerden kann es sich um eine Blasenentzündung handeln. Dieses ist ein Grund, Ihre Ärztin/Ihren Arzt aufzusuchen.

Nachwehen

Wenn Sie eine Fehlgeburt hatten, können Sie krampfartige Unterbauchschmerzen bekommen, die Nachwehen entsprechen. Wenn nötig, nehmen Sie eine Schmerztablette wie bei einer schmerzhaften Periode.

Nachuntersuchung

In der Regel sollten Sie sich am Tage nach der Operation bei Ihrer Frauenärztin bzw. Ihrem Frauenarzt wieder vorstellen, gerade auch wenn es Ihnen gut geht. Ihre Frauenärztin bzw. Ihr Frauenarzt übernimmt dann die weitere Behandlung; sie müssen wissen, wie der Befund der Wunden ist.

Wenn bei Besonderheiten aus irgendeinem Grund Ihr Arzt/Ihre Ärztin nicht erreichbar ist, können Sie mich jederzeit anrufen (Tel. 0228-694979). Falls ich nicht in der Praxis bin, gibt der automatische Anrufbeantworter Auskunft, wie Sie mich erreichen können.

Prof. Brökelmann

Merkblatt für eine
Bauchspiegelung (Laparoskopie)

Vor der Operation

Risiken: Die Bauchspiegelung ist wie jeder operative Eingriff mit Risiken behaftet. Im Normalfall ist dieser Eingriff risikoarm, selbst wenn der Einstich in die Bauchhöhle für das Beleuchtungs- und Operationsinstrument (Laparoskop) wie üblich blind erfolgt. Wir verringern das Risiko einer Blutgefäß- und Darmverletzung noch, indem wir die Bauchhöhle von einem kleinen Schnitt in der Nabelgrube aus unter Sicht eröffnen (sog. offene Laparoskopie oder Minilaparotomie). Trotzdem ist es nicht ausgeschlossen, daß z. B. wegen einer Blutung an inneren Organen nach Lösen von Verwachsungen ein Leibschnitt notwendig wird, um eine Blutung zu stillen. Auch Darmverletzungen können einen Leibschnitt notwendig machen.

Bei größeren Operationen in der Bauchhöhle müssen ggf. ein oder zwei 5 mm große Einstiche für Operationsinstrumente etwas oberhalb des Schambeines gesetzt werden.

Wegen der Operation *in* der Nabelgrube reinigen Sie bitte den Nabel vor der Operation, um spätere Wundheilungsstörungen zu vermeiden.

Nach der Operation

Schmerzen: Ein mäßiger Wundschmerz im Bereich der Bauchwunde(n) ist normal. Ebenfalls können nach Bauchspiegelung *Rippen- oder Schulterschmerzen* auftreten. Die Schmerzen kommen durch eine Reizung des Zwerchfells zustande und verschwinden nach 2–3 Tagen. Die Reizung des Zwerchfells (durch Gas? Dehnung?) kann bislang leider nicht verhindert werden. Bei Bedarf nehmen Sie bitte eine der verordneten Schmerztabletten. Gegebenenfalls legen Sie sich hin und versuchen, ruhig durchzuatmen.

Gelegentlich kommen in den ersten 24 Stunden nach einer Bauchspiegelung krampfartige Bauchschmerzen vor. Nehmen Sie dann bitte eine der verschriebenen Schmerztabletten und warten 1/2 Stunde ab. Wenn sich die Schmerzen nicht lösen, rufen Sie bitte Ihren Arzt/Ihre Ärztin oder uns an. Falls nötig, machen wir auch Hausbesuche.

Hautwunden: Die Hautwunden sind im allgemeinen am Tag nach der Operation „wasserdicht". Dann können Sie Wasser darüberlaufen lassen und z. B. duschen. Bitte benutzen Sie jedoch nur *lauwarmes* Wasser, da zu warmes Wasser eine Nachblutung verursachen kann!

Die Wunde braucht im allgemeinen vom 1. Tag nach der Operation an nicht mehr verbunden zu werden (= offene Wundbehandlung). Wenn die Fadenenden Sie stören, bedecken Sie sie mit einem Heftpflaster.

Ruhigstellung der Wunde: Die Wunden benötigen Ruhe zum Heilen, besonders auch die tieferen Anteile der Wunde, die zum Teil nicht genäht werden. In den ersten Stunden nach der Operation verklebt die Wunde durch Blutgerinnung. Nach etwa 7 Tagen ist sie im allgemeinen so fest, daß sie sich nicht mehr ohne Gewaltanwendung öffnen kann. Wenn innerhalb der ersten 7–12 Tage die Wunde zu sehr bewegt wird, gibt es eine Reizung an den Wundflächen, und es kann sich Wundsekret bilden (Wundserom). Deshalb sollten Sie in den ersten 7 Tagen nach einer Bauchoperation die Bauchwunde ruhig halten und die bei der Entlassung angelegte Leibbinde oder ein Miederhöschen einige Tage lang tragen.

Bettruhe: Nach der Entlassung können Sie herumgehen, wie es Ihnen beliebt. Sie brauchen für die Wundheilung nicht im Bett zu liegen.

Rötung oder Schwellung der Wunde: Eine geringe, etwa 1 mm breite Rötung der Wundränder ist normal. Sollte die Rötung mehr als 3 mm betragen, die Wunde geschwollen sein oder stärker schmerzen, rufen Sie doch bitte Ihre(n) behandelnde(n) Gynäkologen(in) an. Es könnte sich u. a. um eine Entzündung (Eiteransammlung) handeln, die z. B. durch Öffnen einer Eiterblase behandelt wird.

Fiebermessen: Um eine Entzündung früh zu erkennen, messen Sie bitte 2mal täglich die Temperatur im Darm (rektal). Sollte diese auch bei Kontrolle über 38 °C betragen, benachrichtigen Sie bitte Ihre Frauenärztin/Ihren Frauenarzt.

Ausfluß: Ein geringer, häufig leicht blutiger Ausfluß aus der Scheide ist nach einer Bauchspiegelung normal, da während der Operation die Gebärmutter mit einem Instrument von der Scheide aus angehoben wurde. Sollte der Ausfluß jedoch unangenehm riechen oder sollten Sie Jucken oder Brennen an den Schamlippen spüren, benachrichtigen Sie bitte Ihre(n) behandelnde(n) Gynäkologen(in).

Brennen beim Wasserlassen: In den ersten Stunden nach einer Bauchspiegelung können Sie Mißempfindungen beim Wasserlassen haben. Dieses ist meist durch Reizungen des Dauerkatheters verursacht, den wir während der Operation legen. Sollte in den Tagen nach der Bauchspiegelung ein Brennen beim Wasserlassen auftreten, kann es sich um eine Blasenentzündung handeln. Dieses ist ein Grund, Ihre Ärztin/Ihren Arzt aufzusuchen.

Nachuntersuchung: In der Regel sollten Sie sich am Tage nach der Operation bei Ihrer Frauenärztin bzw. Ihrem Frauenarzt wieder vorstellen, auch wenn es Ihnen gut geht. Ihre Frauenärztin bzw. Ihr Frauenarzt übernimmt dann die weitere Behandlung und muß wissen, wie der Befund der Wunden ist.

Wenn bei Besonderheiten aus irgendeinem Grund Ihr Arzt/Ihre Ärztin nicht erreichbar ist, können Sie mich jederzeit anrufen (Tel. 0228-694979). Falls ich nicht in der Praxis bin, gibt der automatische Anrufbeantworter Auskunft, wie Sie mich erreichen können.

Prof. Brökelmann

Merkblatt für eine Brustoperation oder Gewebeentnahme (Probeexzision)

Wundsekret

In den ersten 4 bis 24 Stunden nach einer Operation muß häufig das Wundsekret über einen kleinen Schlauch (Drain) abgeleitet werden. Sollte sich das Auffanggefäß bzw. der Beutel über die Hälfte seines Inhaltes mit Blut füllen, benachrichtigen Sie uns bitte!

Hautwunde

Die Hautwunde ist im allgemeinen doppelt genäht, mit einer feinen *tiefen Naht*, die sich nach 4 bis 8 Wochen durch die Körpersäfte auflöst, und mit einer feinen *oberflächlichen Naht*, deren Faden nach 1 bis 3 Wochen gezogen werden sollte. Diese doppelte Hautnaht führt dazu, daß die Wunde innerhalb von 24 Std. „wasserdicht" ist. Vom 1. Tag nach der Operation an können Sie also Wasser über die Wunde laufen lassen. Bitte benutzen Sie jedoch nur *lauwarmes* Wasser, da zu warmes Wasser eine Nachblutung verursachen kann! Die Wunde braucht im allgemeinen nach dem 1. Tag nicht mehr verbunden zu werden, es sei denn, die Fadenenden stören Sie.

Ruhigstellung der Wunde

Die Wunden benötigen Ruhe zum Heilen, besonders auch die tieferen Anteile der Wunde, die meist nicht genäht sind. Deshalb wird häufig bis zum Tag nach der Operation ein Druckverband (Kompressionsverband) angelegt, der eine Ansammlung von Blut oder Wundwasser in der Wunde verhindert. In den ersten 24 Stunden verklebt die Wunde durch Blutgerinnung. Nach etwa 12 Tagen ist die Wunde im allgemeinen so fest, daß sie nicht mehr ohne Gewaltanwendung aufgehen kann.

Wenn innerhalb der ersten 12 Tage die Wunde zu sehr bewegt wird, gibt es eine Reizung an den Wundflächen, und es kann sich wieder Wundsekret bilden (Wundserom). Deshalb sollten Sie in den ersten 14 Tagen nach einer Brustoperation Tag und Nacht einen *festen* Büstenhalter tragen, der die Brust ruhigstellt. Nach manchen Brustoperationen sollten Sie den BH sogar 6 Wochen lang Tag und Nacht tragen, das würde ich Ihnen dann aber sagen.

Rötung oder Schwellung der Wunde

Eine geringe, etwa 1 mm breite Rötung der Wundränder ist normal. Sollte die Rötung mehr als 3 mm betragen, die Wunde geschwollen sein oder stärker schmerzen, suchen Sie bitte Ihre(n) behandelnde(n) Gynäkologen(in) auf.

Eine Schwellung verhindert bzw. behandelt man am einfachsten durch Auflegen einer Eispackung („cool pack" oder Eiswürfel in Plastikbeutel, eingehüllt in ein Tuch).

Fiebermessen

Um eine Entzündung früh zu erkennen, messen Sie bitte 2mal täglich die Temperatur im Darm (rektal). Sollte diese auch bei Kontrolle über 38 °C betragen, benachrichtigen Sie bitte Ihre Frauenärztin/Ihren Frauenarzt.

Nachuntersuchung

In der Regel sollten Sie sich am Tage nach der Operation bei Ihrer Frauenärztin bzw. Ihrem Frauenarzt wieder vorstellen, auch wenn es Ihnen gut geht. Ihre Frauenärztin bzw. Ihr Frauenarzt übernimmt dann die weitere Behandlung und muß wissen, wie der Befund der Wunden ist.

Wenn bei Besonderheiten aus irgendeinem Grund Ihr Arzt/Ihre Ärztin nicht erreichbar ist, können Sie mich jederzeit anrufen (Tel. 0228-694979). Falls ich nicht in der Praxis bin, gibt der automatische Anrufbeantworter Auskunft, wie Sie mich erreichen können.

Prof. Brökelmann

Merkblatt
Einwilligungserklärung für die Sterilisation

Bei der Eileiterunterbrechung gibt die Frau ein Stück ihrer persönlichen Freiheit auf, nämlich die Freiheit, Kinder zu bekommen. Deshalb sollte diese Entscheidung mit Ihrem Frauenarzt/Ihrer Frauenärztin reiflich überlegt werden. Der Entschluß sollte, wenn Sie verheiratet sind, auch von Ihrem Mann mitgetragen werden. Eine Eileiterunterbrechung läßt sich nicht sicher und nur unter großen Mühen rückgängig machen. Diese Kosten werden von den Krankenkassen nicht übernommen.

Die Sterilisation durch Eileiterunterbrechung mittels bipolarer Koagulation gehört zwar zu den sichersten Verfahren, jedoch können auch hier in seltenen Fällen Versager auftreten, 1–5 auf 1000 Eingriffe. Dann kann es zu normaler Schwangerschaft oder Eileiterschwangerschaft kommen.

Folgende Komplikationen nach Sterilisation sind berichtet worden: Thrombosen, Embolien, Blutungen, Infektionen, Verwachsungen sowie Schädigungen von Nachbarorganen, Nerven und Blutgefäßen durch die Instrumente, durch den elektrischen Strom oder die von den Geräten ausstrahlende Wärme.

Die Eileiterunterbrechung hinterläßt innere Narben an den Eileitern, nicht jedoch an den Eierstöcken oder an der Gebärmutter. Diese Organe funktionieren also wie vor der Operation, so daß nach einer Eileiterunterbrechung keine Veränderungen an Ihrem Gefühlsleben und im Ablauf Ihrer Periodenblutungen zu erwarten sind.

Durch Ihre Unterschrift erklären Sie, daß Sie diesen Text gelesen und verstanden haben, daß Ihnen die bisherige mündliche und schriftliche Aufklärung ausreichend erscheint und daß Sie den Eingriff wünschen.

Bonn, den ....

....	....
Unterschrift des aufklärenden Arztes	Unterschrift der Patientin

Anhang B

Notizen zum Thema Einrichtung einer operativen Tagesklinik

Heribert Becker[1]

Eine gute Vorplanung ist bereits der halbe Erfolg.

Die Dauer der Planungsphase bis zum ausführungsreifen Detail beträgt je nach Gegebenheiten 3–6 Monate.

Eine operative Tagesklinik gehört neben den Dialysezentren zu den aufwendigsten Einrichtungen im Bereich der niedergelassenen Ärzte; hier sollte man so wenig wie möglich dem Zufall überlassen.

Der Niederlassungswillige sollte sich durch Besichtigungen bestehender Einrichtungen und Gespräche mit den niedergelassenen Kollegen eine Übersicht verschaffen und deren Erfahrung nutzen. Der Arzt sollte seine Kollegen auch nach Dingen befragen, die nicht optimal sind, um entsprechende Fehler bei der eigenen Einrichtung zu vermeiden.

Der Arzt sollte die Möglichkeit einer Gerätegemeinschaft prüfen, um notwendige Einrichtungen der hohen Kostengruppe, wie z. B. OP-Räume, Röntgenanlagen etc., einer optimalen Nutzung zuzuführen.

Je klarer die Vorstellung des oder der Ärzte ist, um so besser kann der gesamte Ablauf der Planung, Einrichtung und Betriebnahme erfolgen.

Der Arzt erfährt einen Wandel, er wird im Laufe seines Einrichtungsvorhabens vom Angestellten zum freien Unternehmer.

Die Arztpraxis, Tagesklinik etc. ist ein Unternehmen wie jedes andere, es unterliegt den gleichen Anforderungen wie jedes andere Unternehmen, wichtige Faktoren sind Organisation und Wirtschaftlichkeit.

---

[1] Heribert Becker, Dr. Kleef Nachfolger Medizintechnik, GmbH, Kölnstr. 143, 5300 Bonn 1

Der Arzt erkennt bereits bei den Planungsvorgängen, daß ein gewisses Krankenhausdenken abgebaut wird und andere Gesetzmäßigkeiten erforderlich werden.

Der Arzt wird in seinem Unternehmen Tagesklinik nicht nur als Fachmann in Medizinfragen gefordert, sondern ein beachtlicher Teil seines Arbeitstages entfällt nun auf Verwaltungstätigkeiten.

Durch Einsatz von EDV sollte sich der Arzt manche administrative Arbeit leichter machen.

Zur Durchführung des Vorhabens Tagesklinik benötigt der Arzt erfahrene Fachleute, denn eine Fülle von nichtmedizinischen Detailentscheidungen kommen auf ihn zu.

Einige der Beratungspartner sollte sich der Arzt sorgfältig auswählen und während der gesamten Planungs- und Einrichtungsphase an seiner Seite haben:

- einen möglichst branchenkundigen Finanz- und Wirtschaftsberater,
- einen möglichst mit Miet- und Baurecht vertrauten Rechtsbeistand,
- einen Planer und Einrichter, der Erfahrung mit Projekten gleicher Größenordnung hat.

Nach erfolgter Standortanalyse sollten möglichst mehrere Mietobjekte zur Auswahl stehen, um mit den Beratern gemeinsam das geeignetste Objekt auszuwählen. Einige der wichtigsten Auswahlkriterien sind:

- Mietpreis,
- vom Bauherrn vorgesehene Ausstattung,
- Höhe der Beteiligung des Arztes an den Ausbaukosten.
- Sind die Mieträume entsprechend dem gewünschten Arbeitsablauf aufzuteilen?
- Sind gute Anfahrtsmöglichkeiten für Krankenwagen und Lieferanten vorhanden?
- Ist das Treppenhaus geräumig und gut begehbar?
- Ist bei Nutzung von Obergeschossen ein geräumiger Aufzug vorhanden?

- Wie eignen sich die Mieträume bei Gerätegemeinschaften, sind die gemeinsam genutzten Einrichtungen von den Beteiligten ohne Störung der Kollegen zu erreichen?
- Welche Ausbau- bzw. Erweiterungsmöglichkeiten sind gegeben?

Vor Abschluß des Mietvertrags sollten möglichst die Planungsarbeiten abgeschlossen sein und die Planungsunterlagen als Anlage zum Bestandteil des Mietvertrags erklärt werden. Detaillierte Planungsunterlagen schaffen Klarheit und schließen spätere Einreden bzw. Mehrkosten baulicher Art weitestgehend aus. Liegen die Einrichtungspläne bei Abschluß des Mietvertrags noch nicht vor, sollten sie trotzdem als nachreichbar zum Bestandteil des Vertrags gemacht werden.

Die Planungsunterlagen werden meistens durch den Facheinrichter erstellt; hierzu gehören folgende Pläne und Beschreibungen:

- Einrichtungsgrundrisse im Maßstab 1 : 50.
- Installations- und Beleuchtungspläne im Maßstab 1 : 50 mit allen Angaben über gewünschte bauseitige Vorrüstungen.
- Evtl. Spezialpläne für bestimmte Bereiche, wie OP, Sterilisation, Röntgen etc.
- Eine Beschreibung aller erforderlichen Bauleistungen möglichst in Form eines Raumbuchs mit Zeichenerklärung.
- Aus Gewährleistungsgründen sollte darauf hingewiesen werden, daß wichtige Gewerke wie Elektro- und Sanitärarbeiten in jedem Fall nur durch örtlich konzessionierte Firmen ausgeführt werden dürfen (Versicherungen zahlen im Schadensfall nur dann, wenn zugelassene Fachleute am Werk waren).
- Zur Prüfung der bauseitigen Leistungen sollten Vereinbarungen über gemeinsame Kontrolltermine im Vertrag aufgenommen und Prüfprotokolle erstellt werden.
- Der Arzt sollte dem Vermieter bereits bei Abschluß des Mietvertrages klar machen, welche Kosten entstehen, wenn Bauzeiten überschritten werden und eine entsprechende Klausel im Mietvertrag einbringen.

Tips und Erfahrungen aus der Einrichtungspraxis

Vorschriften und behördliche Bestimmungen. Für operative Tageskliniken gibt es z. Z. noch keine definitiven Bestimmungen, somit kommen derzeit die allgemeinen Vorschriften zur Anwendung, die für jede normale Arztpraxis zutreffen.

Keine Krankenhausvorschriften mit verschärften Auflagen, denn es werden keine Liegendkranken im Sinne der Krankenhausbauverordnung betreut, sondern alle Patienten sind nach der Behandlung gehfähig bzw. transportfähig.

Meine Empfehlung an die Interessengemeinschaft operativer Tageskliniken: Sollte irgendwann eine spezielle Verordnung über Vorschriften in operativen Tageskliniken seitens des Gesetzgebers zur Debatte stehen, dann versuchen Sie unter allen Umständen, durch Ihren Verband daran mitzuwirken. Die Dialyseärzte haben vor Jahren dieses Stadium der Mitbestimmung bei entsprechenden Vorschriften offensichtlich versäumt und haben nun durch den Vergleich mit Krankenhauseinrichtungen mit z. T. unerfüllbaren Auflagen zu kämpfen.

Behörden wollen zumindest gefragt sein. Um späterem Ärger aus dem Weg zu gehen, empfiehlt es sich, die Behörden zeitig zu informieren.

- *Gewerbeaufsichtsamt:* Meldung obliegt dem Vermieter. Einreichung von Einrichtungsplänen mit Nutzungsbeschreibung bzw. Nutzungsänderungsantrag bei Alträumen.
- *Bauamt:* Meldung obliegt dem Vermieter.
- *Brandschutzbehörde:* Für die Mieträume ist der Arzt als Betreiber zuständig.
- *Gesundheitsamt:* Hier ist der Arzt als Betreiber zuständig.
- *TÜV:* Abnahme von Röntgeneinrichtungen, nuklearmedizinischen Anlagen, Sterilisatoren ab einer gewissen Größe. Hier ist der Arzt als Betreiber zuständig.
- *Med GV:* Hier ist der Arzt als Betreiber zuständig. Für Altgeräte der Gruppe 1 ist durch TÜV oder Dekra eine einmalige Überprüfung auf Bauartzulassung erforderlich. Für alle Geräte dieser Gruppe ist mindestens 1 Wartung pro Jahr durch den Hersteller oder durch autorisierte Kundendienste erforderlich. Der Gesetzgeber fordert die Anlage eines Gerätebuchs für alle energiebetriebenen Geräte, vorrangig Geräte der Gruppe 1.

Entsorgung. Da es für Tageskliniken z. Z. keine definitiven Bestimmungen gibt, werden die bestehenden Sicherheitsvorschriften für eine Arztpraxis angewandt.

Für die Entsorgung von Chemikalien der Röntgenentwicklungsanlagen muß der Betreiber eine Spezialfirma beauftragen; diese Bestimmung gilt auch für die Entsorgung von Dialyse-Einmalsystemen.

Entsorgungsräume sollten so angeordnet werden, daß die Entsorgung möglichst ohne Störung des Praxisbetriebs erfolgen kann.

Lager, Versorgungsräume. Diesen funktionswichtigen Räumen wird bei den meisten Einrichtungsplanungen nicht der erforderliche Stellenwert beigemessen: Nähe zu den Verbrauchsräumen und die Gewährleistung einer störungsfreien Beschickung durch Lieferanten sind wichtig.

Belüftung innenliegender Räume ohne Fenster

- WC-Räume, Duschen,
- Lagerräume,
- Räume mit erhöhtem Wärmeanfall durch Geräte, z. B. Sterilisationsraum, Ultraschallräume, Räume mit Heizungs- oder Warmwasserversorgungseinheiten etc.,
- Narkoseabluftanlagen. Temperaturgefälle zwischen Kompressorraum und OP-Räumen führen zu Kondenswasserbildung.

Elektroinstallation. Verlegung nach DIN VDE 0107 für alle medizinisch genutzten Räume. Die wichtigsten Merkmale sind

- Erdung, Potentialausgleich,
- Absicherung durch FI-Schalter,
- Notbeleuchtung für die in der Verordnung benannten Räume und Rettungswege,
- exakte Beschriftung von Schaltschränken, Unterverteilungen und Entnahmestellen.

Vorrüstungen für alle, auch spätere, Anschlußstellen klar definieren, Kabelenden beschriften

- Telefon,
- Sprechanlage,
- EDV mit eigenem Stromkreis,
- Schwesternruf,
- Pflanzenwuchsstrahler.

Zu allen wichtigen Plätzen Leerrohre für spätere Nachrüstmöglichkeiten schaffen.

Aufteilung der Stromentnahmestellen

- Dauerstrom, z. B. Kühlschränke, Anrufbeantworter, Sterilisatoren, Inkubatoren etc.,
- eine Nachtabschaltung von zentraler Stelle, z. B. Etagentür, für alle Stromentnahmestellen, welche nach Beendigung des Praxisbetriebes nicht Strom führen müssen, gibt die Sicherheit, daß bei Verlassen der Praxis alle entsprechenden Geräte automatisch abgeschaltet werden.

Praxisbeleuchtung. Sie sollte gleichzeitig als dekoratives Element geplant werden.

OP-Versorgungsampeln lassen sich mit etwas technischem Geschick auch preiswert herstellen.

Vorschriften über OP-Notbeleuchtung bei Stromausfall nach DIN VDE 0107 beachten.

Sanitärinstallation. Vorschriften gibt es hier durch die Berufsgenossenschaft für das Gesundheitswesen UVV (VBG 103) vom 01.10.1982 für gewisse Wasserentnahmestellen bezüglich Warmwasserversorgung; Armhebelmischbatterien sind erforderlich für:

- OP-Waschplätze,
- Gipsräume,
- Patientenwaschplätze im Dialysebereich.

Abflußrohre für spätere Sanitäreinrichtungen vorplanen.

Vorabsperrventile für Geräte mit Schlauchanschlüssen einplanen.

Frei auslaufende, nicht verschließbare Abflüsse für Waschtische und Geräte sind in verschiedenen Bereichen erforderlich.

Bei medizinischen Einrichtungen mit vielen Warmwasserentnahmestellen kann eine zentrale Warmwasserversorgung notwendig werden, da bei Einzelversorgung zu hohe KW-Elektroanschlußwerte entstehen.

Hygieneanforderungen. Für verschiedene Räume, z. B. den OP-Bereich, gibt es besondere Vorschriften:

- Schleusen einplanen,
- Wandbelag bis 2000 mm OKFF in Fliesen oder desinfizierbarem Anstrich, z. B. Latexfarbe,

- Fußboden und Sockelleisten, verschweißte fugendichte Ausführung, Bodenmaterial auf Verträglichkeit von Desinfektionsmitteln, Leitfähigkeit prüfen,
- Verwendung von geeigneten Spendern für Desinfektionsmittel, Seifen, Einmalhandtücher,
- Lagerung größerer Mengen Explosivstoffe, wie z. B. Desinfektionsmittel, Waschbenzin, Äther, nur in geeigneten Räumen.

Schallschutz. Für verschiedene Räume genügt oftmals eine Ausführung lt. Baubeschreibung des Architekten oder Vermieters nicht:

- Sprechzimmer, Untersuchungszimmer u. a.,
- Forderung: In fertig eingebautem Zustand dürften 42 dBa nicht unterschritten werden,
- Türen mit Doppelfalz, Bodendichtung, Einbauzargen vollfugig hinterfüttert,
- Wände und Anschlußteile nach DIN 4109 T7 und 8 ausgeführt.

WC- und Kabinentüren im Patientenbereich. Beschläge müssen im Notfall auch durch Münzen oder Steckschlüssel von außen zu öffnen sein.

Allgemeine Installationswege. Als geeignet haben sich für die Verlegung aller Installationen die Freiräume innerhalb einer abgehangenen, flexiblen Raster- oder Lamellendecke erwiesen:

Der Abstand zwischen Rohdecke und Rasterdecke sollte 250 mm nicht unterschreiten. *Die Vorteile sind:* Ständige Zugängigkeit bei Nachrüstungen oder Leitungsdefekten, leichte Installationsmöglichkeiten ohne Schlitzestemmen, Einbaumöglichkeiten von Beleuchtungskörpern nach Wunsch.

Eine Unterbodeninstallation, z. B. innerhalb eines Industrie-Rasterbodens, hat sich als weniger zweckmäßig erwiesen:

- Ein Großteil der Praxisflächen ist mit nichtdemontierbaren Möbeln oder Geräten belegt.
- Der Boden hat schalltechnische Schwachstellen.
- Auch bei sorgfältigster Verarbeitung markieren sich die Rastersysteme im Oberbelag von PVC- oder Linoleumböden.

Mobiliare Einrichtung. Bei der Auswahl des Mobiliars entscheidet zumeist der persönliche Geschmack des oder der Ärzte. Es sollte je nach Lage der Praxis auch die Erwartungshaltung der Patienten berücksichtigt werden.

Funktionsmöbel sollen ihren Zweck erfüllen und den Anforderungen eines Praxisbetriebes standhalten.

Eine besonders gute Verarbeitung ist für Funktionsmöbel erforderlich, denn eine Laborarbeitszeile z. B. wird 30–50mal mehr frequentiert als die Einbauküche einer Privatwohnung.

Da heute die meisten Praxismöbel, ob furniert oder kunststoffbeschichtet, eine Spanplatte als Trägermaterial haben, ergeben sich entsprechende Schwachpunkte, z. B.

- bei Anleimer und Kantenbearbeitung,
- bei Türbändern leichterer Bauart oder mit nur 90°-Öffnungswinkel (Ausbrucheffekt),
- bei höheren Schranktüren ist ein Dreiwegeverschluß zu empfehlen,
- Laufbeschläge für Schubkästen entsprechende der Belastung wählen,
- besonders Karteischubkästen mit hoher Belastung erfordern kompromißlos geeignete Laufbeschläge mit Endarretierung und gegenseitiger Auszugssperre,
- Naßbereiche sind peinlich genau abzudichten, z. B. Sockelanschlüsse bei Fliesen- oder PVC-Boden, Ausschnitte der Arbeitsplatten an Einbauspülen und Wasserarmaturen, Wandanschlüsse im Spülenbereich etc.

Anhang C

Bauliche und installationsmäßige Vorkehrungen einer Praxis mit Eingriffsräumen

Hartmut Brökelmann[1]

1. Schalldämmwerte

Die *Trennwände* zwischen 2 Patientenräumen, d.h. Untersuchungsräume, Sprechzimmer, Ultraschall, Warten, OP-Räume, Patientenkabinen, Patientenaufenthalt müssen ein Schalldämmaß von 55 Db haben. Diese Maßnahme ist notwendig, damit die Patienten sich nicht gegenseitig stören. Die Trennwände zwischen einem Patientenzimmer (Auflistung dieser Räume s.o.) und einem Funktionsraum (d.h. sonstige Räume) müssen ein Schalldämmaß von 50 Db haben.

Alle *Türen* sollten im *betriebsfertigen* Zustand ein Schalldämmaß von 27 Db bei nachgeordneten, 35 Db bei Patientenräumen haben. Der Begriff „betriebsfertiger Zustand" schließt alle Dichtungen seitlich usw. ein. Es geht hier nicht um die Labormessungen von Türblättern (diese müssen sehr viel höher liegen), sondern um den echten betriebsfertigen Zustand, welcher bei der Abnahme durch ein entsprechendes Schallgutachten überprüft wird. Da o.g. Werte im Laufe des Betriebs mit Sicherheit abfallen werden, dürfen diese Werte bei der Abnahme auf keinen Fall unterschritten werden.

Die *abgehängten Decken* werden als Schallschluckdecken installiert. Dabei ist darauf zu achten, daß kein wesentlicher Luftaustausch zwischen dem Raum selbst und dem Hohlraum über der abgehängten Decke erfolgen kann. In OP-Räumen darf überhaupt kein Luftaustausch zwischen der Raumluft und dem Hohlraum über der abgehäng-

---

[1] Hartmut Brökelmann, Medizinische Planungen, Birkenhainstr. 4, 8000 München 70

ten Decke möglich sein. Die Trennwände werden jeweils bis zur Rohdecke hochgeführt.

Bei der *Wasser- und Heizungsinstallation* muß wegen der medizinischen Nutzung der Räumlichkeiten gewährleistet sein, daß die nach DIN geforderten Werte im Wohnungsbau in allen Bereichen übertroffen werden. Dies ist im wesentlichen eine Frage der sorgfältigen Durchführung bei der Aufhängung von Rohren, Sanitärteilen usw. bzw. eine Frage der sorgfältigen Bauüberwachung.

Der *Unterboden* (Hohlboden) muß so ausgeführt sein, daß ein Hallen – auch bei harten Belägen wie PVC, Linoleum usw. – wirksam vermieden wird (Einlegen von Schalldämmaterial).

2. Sonnenschutz, Sichtschutz

Ein außenliegender *Sonnenschutz* sollte bei keinem Fenster fehlen (Ausnahme Norden).

Sichtschutz muß in allen Räumen möglich sein. Dafür sollte am Fenster jeweils eine doppelläufige Gardinenleiste in die abgehängte Decke eingebracht bzw. dort aufgeschraubt werden (das nachträgliche Anbringen ist relativ aufwendig bzw. kann auch Probleme machen, wenn gerade in diesem Teil keine vernünftige Unterkonstruktion vorhanden ist).

Der innenliegende Sichtschutz (Gardine) muß in den Untersuchungsräumen ziemlich dicht sein, damit auch nachts (bei Sturm, d. h. Jalousien hoch) keine Details erkennbar sind.

3. Fußbodenbeläge

Neben *gehweichen Belägen* bzw. Teppichen ist ein *glatter Bodenbelag,* wie verschweißter PVC-Boden oder verschweißtes Linoleum, erforderlich. Linoleum hat den Vorteil, antistatisch und bakterizid zu sein. Demgegenüber hat – im medizinischen Bereich – PVC den Vorteil, daß beim Übergang zwischen dem leitfähigen PVC-Boden des OPs und den übrigen Flächen das Pflegemittel nicht gewechselt werden muß (das Pflegemittel von PVC zerstört die antistatische Wirkung des Linoleums). In diesem Falle wird empfohlen, die Auswahl zwischen Linoleum und PVC auch von der lieferbaren Farbauswahl bzw. der harmonischen

Abstimmung mit dem Teppichboden abhängig zu machen. Es wird empfohlen, die Beläge nicht auf eine weiche Zwischenlage (Kork o. ä.) zu legen, da diese weichen Zwischenlagen für den klinischen Betrieb Nachteile mit sich bringen (nicht so gehfreudig, anfällig gegen das Eindrücken von Standfüßen, Rollen usw.).

Die ***OP-Räume*** müssen mit einem leitfähigen PVC-Fußboden versehen werden. Die Erdung dieses leitfähigen Bodens muß vom Elektriker ordnungsgemäß angeschlossen werden. Da es PVC-Beläge mit dem gleichen Aussehen wie die leitfähigen Fußböden gibt, wird empfohlen, einen solchen nicht leitfähigen PVC-Boden z. B. in der Sterilisation und ggf. im Vorraum des OPs zu verlegen.

Die Böden von ***Naßräumen, Garderoben*** usw. sollten leicht zu reinigen sein. Evtl. vorhandene Verfliesungen sind hier sehr sinnvoll. Im Sterilisations- und Waschraum wird eine Bodenverfliesung empfohlen, möglichst mit Bodenablauf.

Der OP-Tisch mit Patient erbringt Dauerpunktbelastungen von ca. 150 kg/Punkt (4 Rollen) sowie starke Walkbelastungen beim Fahren des OP-Tisches (Reinigen!). Deshalb sollte die allgemeine *Bodenbelastung* in OP-Räumen mit mind. 500 kg/m^2 ausgelegt sein. Ein PVC-Boden muß mit einem Spezialkleber *höchster* Festigkeit verklebt werden, um den Walkbelastungen möglichst lange zu widerstehen (beim Hersteller entsprechenden Klebertyp erfragen!).

4. Wandbeläge

Latex-Anstrich genügt in den Räumen, deren Wände häufig gereinigt werden:

OP-Räume, OP-Vorraum, Personalumkleide, Laborraum.

Die sonstigen Naßräume wie WC, Putzräume, Dusche und WC beim OP, sollten bis zur Oberkante der Türzarge *gefliest* sein. Es wird empfohlen, auch den Sterilisations- und Waschraum zu fliesen, da hier größere Anforderungen an den Wandbelag zu stellen sind.

An allen Wasserzapfstellen sollte ein „Fliesenschild“ von ca. 80 cm Breite vorhanden sein, sofern der Raum nicht sowieso gefliest ist.

5. Lüftung

Die ***Fensterlüftung*** sollte regelbar sein: Kippflügel sollten sich auch in Zwischenpositionen arretieren lassen, um eine (geringe) Permanentlüftung zu ermöglichen.

Mechanische Abluft wird in folgenden Räumen notwendig:

- allen WCs und Vorräumen,
- innenliegender Personalumkleide,
- Ultraschallraum (8- bis 10facher Luftwechsel mit Überströmgitter an der Tür),
- Sterilisations- und Waschraum (10facher Luftwechsel).

6. Sanitärinstallation

Sterilisator (Wasser, Ablauf und Starkstrom) s. Detailangaben der Herstellerfirmen.

Für die *Waschbecken* im Sterilisations- und Waschraum ist eine Medizinal-Armhebelmischbatterie ratsam, sofern nicht die sehr viel aufwendigere, störanfällige Lösung einer Licht- oder Ultraschallsteuerung o. ä. gewählt wird.

Die Waschbecken in den Untersuchungsräumen sowie im Ultraschallraum erhalten ebenfalls eine Armhebelmischbatterie oder eine „moderne“ Einhebelmischbatterie mit längerem Hebel.

Generell werden aus hygienischen Gründen *Wand*armaturen empfohlen. Dies betrifft auch die Spülen im Labor, den Untersuchungsräumen etc.

Der *Ausguß* im OP-Bereich muß einen Abgang von 100 mm Durchmesser haben. In diesem Raum wird ebenfalls ein Bodenablauf empfohlen. Für den Putzausguß im Pflegebereich genügt nötigenfalls ein Abgang mit einem Durchmesser von 70 mm – ein Durchmesser von 100 mm ist allerdings günstiger.

7. Elektroinstallation

Zur ***allgemeinen Beleuchtung*** der Räume (Decke) werden – außer in Nebenräumen und dem OP – Einbauspiegelleuchten empfohlen.

Scheiden diese aus Kostengründen aus, sollten zumindest Einbauprismenleuchten installiert werden.

Details zur Anbringung der Leuchten:

- In den *Untersuchungsräumen* wird empfohlen, ein Leuchtband quer an der kopfseitigen, ein zweites an der fußseitigen Wand laufen zu lassen. Dadurch kann jeweils dasjenige Leuchtband ausgeschaltet werden, welches die Patientin im Liegen blendet (unterschiedlich, je nach Benutzung der Liege oder des Stuhls). Beide Leuchtbänder ergeben eine gute (Putz-)Ausleuchtung des Gesamtraums. Die Kabinenvorhänge sollten an einer abgehängten Laufschiene ca. 2,10 m über dem Fußboden angebracht sein; dadurch ist auch die Anbringung von Leuchten unabhängig von dieser Umkleidekabine.
- In den *Patientenkabinen* sollte zusätzlich zur Allgemeinbeleuchtung eine indirekte Beleuchtung (Krankenzimmerleuchte, besser und billiger ein Kaltlichtfluter, ggf. mit Dimmer) installiert werden (jeweils auf der Seite des Bettes).
- In den *OP-Räumen* ist nach DIN eine sehr starke Beleuchtung vorgeschrieben (1000 Lux). Meistens werden aber nur die Hälfte bis 3/4 davon angeschaltet! Die Anbringung der Leuchten sollte im Rechteck, d.h. allseitig um den OP-Tisch (Mitte des Raumes) herum erfolgen. Hier sind aus hygienischen Gründen Prismeneinbauleuchten notwendig (d.h. hier keine Spiegeleinbauleuchten).

Zur ***Flurbeleuchtung*** wird neben Spiegeleinbauleuchten indirektes Licht mittels Kaltlichtstrahler empfohlen (z.B. an den Säulen, über Blumen etc.). Im Flurbereich ist es denkbar und sinnvoll, die Gangbereiche durch indirektes Kaltlicht auszuleuchten (z.B. Wandfluter).

Schwachstrom

- Das *Telefon* sollte von der Zentrale in den Überwachungsraum (Spätbetrieb) umschaltbar sein.
- Ein *Patienten- bzw. Schwesternruf* ist in jeder Patientenkabine und den Patiententoiletten unerläßlich: Signallampe „Ruf" an der Tür zum Gang, Ton im Aufenthaltsraum und „Arbeit erledigt", Anwesenheitstaster in allen Räumen des Pflegebereichs. Auf *diese* Anlage sollte auch eine Rufmöglichkeit aus den OP-Räumen geschaltet werden: Patientin ruht dort, Hilfeleistung für den OP.

OP-Leuchten, Untersuchungsleuchten

- Die OP-Leuchten werden an der Deckenkonstruktion mittels eines Doppelflanschrohrs angebracht. Dieses wird an einem Deckenring befestigt, der mit Schwerlastdübeln im Druckbereich der Stahlbetondecke verankert wird. Es ist auch möglich, diesen Deckenring mittels Stangenbolzen und einer Gegenplatte im Fußboden des darüberliegenden Geschosses zu befestigen.

- Auch die Untersuchungsleuchten sollten trotz geringerer Belastung wie die OP-Leuchten befestigt werden.

- OP-Leuchten erhalten eine Notbatterieanlage 24 Volt.

Besondere Vorschriften nach VDE: Eingriffsräume müssen als „2E“-Räume ausgebildet werden. Sie können unter gewissen Bedingungen auch als „1E“ gelten.

- Den Ersatzstrom bietet die Batterieanlage für die OP-Leuchte.

- Für die allgemeine Notstromversorgung (15 – 20 s nach Ausfall) ist ein Notstromaggregat notwendig.

- Sofern im Ultraschallraum auch Eingriffe durchgeführt werden, muß er wie ein OP-Raum behandelt werden (d. h. auch leitenden Fußboden haben).

- Der leitende Fußboden von OP-Räumen wird an die Leckstromüberwachung des OPs angeschlossen. Dies ist eine Anlage mit Trenntrafo und Leckstromsignal.

- In den sonstigen Untersuchungsräumen ist ein FI-Schalter vorgeschrieben. In den Patientenräumen ist er entweder Vorschrift, oder er wird dringend empfohlen.

- Sonstige Räume können „normal“ abgesichert sein. Im Labor können Sicherungen gut im Raum sein!

Das Elektroprojekt kann nur durch einen Fachingenieur verwirklicht werden, der Erfahrungen im Krankenhausbau hat. Es ist auch denkbar, einen derartigen Fachingenieur gutachterlich zu einem oder mehreren Planungsgesprächen mit dem am Bau beauftragten Elektroingenieur hinzuzuziehen.

8. Farbgebung

Es wird empfohlen, die Räume licht und hell zu gestalten, d. h. mit Farbe äußerst vorsichtig zu sein. Neben einer generellen Farbe, wie z. B. dem Fußboden, sollte *vorerst* überhaupt keine Farbe am festen Bau sein (auch die Türzargen nicht – es sei denn, es wird Naturholz verwendet, d. h. alles hellweiß).

Für Farbe sorgen viele Grünpflanzen, das Tageslicht, (veränderbare) Stoffe von Gardinen, Sitzmöbeln etc..

Es ist denkbar, nach Bezug und Einrichtung kleine Farbakzente zu setzen. Dieser spätere – auch nur eventuelle – Mehraufwand verhindert die üblichen Mißgriffe.

Anhang D

Unfallverhütung Arztpraxis

bgw[1]

Die folgenden Empfehlungen und Vorschriften sind zusammengestellt vom Technischen Auftragsdienst der Berufsgenossenschaft für Gesundheitsdienst und Wohlfahrtspflege bgw aus der Unfallverhütungsvorschrift „Allgemeine Vorschriften" (Kurzbezeichnung VBG 1) und der Unfallverhütungsvorschrift „Gesundheitsdienst" (Kurzbezeichnung VBG 103).

Um Unfälle, Berufskrankheiten und unzuträgliche Belastungen der Beschäftigten zu vermeiden, müssen Operationsräume und die dazugehörigen Bereiche folgende Anforderungen erfüllen:

Fußböden

Explosionsgefährliche Atmosphäre, die z.B. durch alkoholische Desinfektionsmittel entsteht, darf durch elektrostatische Aufladung nicht entzündet werden. Deshalb muß der Fußboden elektrostatisch ableitend sein (s. auch Ziffer 4.2, ZH1/200, Ziff. 3.2.2 im Merkblatt Brandschutz- und Explosionsschutz im Gesundheitsdienst (M639) der bgw).

Der Fußboden muß ausreichend trittsicher und rutschfest sein. Glasierte Fußbodenbelagmaterialien haben im allgemeinen keine Gleitsicherheitseigenschaften. Sie dürfen deshalb nicht verlegt werden. (§ 20 VBG1).

Fußböden müssen außerdem hygienisch einwandfrei sauber zu halten und ggf. auf den Fahrwegen (Fluren) ausreichend erschütterungsfrei befahrbar sein.

---

[1] Berufsgenossenschaft für Gesundheitsdienst und Wohlfahrtspflege bgw, Pappelallee 35–37, 2000 Hamburg 76

PVC-Belagmaterialien sollten fugenverschweißt verlegt werden, was in medizinisch genutzten Räumen (z. B. OP-Trakt, in Anwendungs-, Behandlungs- und ähnlichen Räumen) aus hygienischen Gründen vorgeschrieben ist. (§ 24 VBG 103)

Verkehrswege

Sie müssen freigehalten werden. Kabel sind unterhalb des Fußbodens oder oberhalb des Verkehrsweges zu verlegen. Läßt sich dies erst beim nächsten Umbau erreichen, so sind diese Stolperstellen durch Kabelbrücken zu entschärfen. (s. §§ 20, 24 VBG 1)

Wände, Fenster, Schränke

Wände müssen feucht zu reinigen und zu desinfizieren sein, da der OP ein Bereich erhöhter Infektionsgefährdung ist. (s. § 24 VBG 103)

Es sollten Fenster gewählt bzw. eingebaut werden, die gefahrlos von innen gereinigt werden können (z. B. Schwingflügel oder Drehkippfenster). (§ 18 VBG 1)

Fest eingebaute Raumeinrichtungen (z. B. Schränke und Regale) müssen so angeordnet sein, daß Beschäftigte z. B. beim Einordnen und Herausnehmen von Gegenständen oder Materialien durch aufschlagende Raumtüren nicht verletzt werden können. (§ 18 VBG 1)

Lüftung und Schadstoffabsaugung

Grundsätzlich sollten lufttechnische Anlagen für den medizinischen Bereich von den übrigen Anlagen des Hauses getrennt werden.

Die Zuluft (Außenluft) für lufttechnische Versorgungsanlagen von medizinisch genutzten Räumen (z. B. von Untersuchungs-, Behandlungs- und Operationsräumen) ist mindestens 3 m über dem Erdboden abzusaugen.

Die Abluft ist möglichst an den höchsten Gebäudepunkten senkrecht nach oben abzublasen; ein sogenannter „Kurzschluß“ zwischen Zu- und Abluft muß vermieden werden. (§ 5 Abs. 2 VBG 103, i. V. m. DIN 1946 Teil 4)

Filter sind so einzubauen (vor allem im OP-Bereich), daß sie leicht ausgewechselt werden können; Wartungsplätze müssen sicher angelegt und erreichbar sein.

Ventilatoren sind gegen ein Erfaßtwerden der Finger gefahrsicher zu verkleiden.

Zur Vermeidung von Gesundheitsschäden bei den Beschäftigten dürfen Anästhesiegase (z. B. Halothane, Fluothane oder Lachgas) sowohl bei der Anwendung des halboffenen als auch halbgeschlossenen Narkosesystems nicht in Vorbereitungs- bzw. OP-Räume entlassen werden; sie sind nach draußen abzuführen. Dies gilt auch für nur gelegentlich durchgeführte Anästhesien, z. B. im Endoskopiebereich. (§ 17 VBG 103)

In den unreinen Bereichen der Endoskopie sind geeignete Absaugeinrichtungen vorzusehen (z. B. an den Aufbereitungsböden für die Endoskopie), die eine Anreicherung der Atemluft mit Gefahrstoffen (z. B. Formaldehyd) sicher verhindern. Werden Waschmaschinen verwendet, kann u. U. auf die gesonderte Absaugung verzichtet werden. Die Gefahrstoffe sind ggf. sicher ins Freie (z. B. über Dach) abzuleiten. (§ 17 VBG 103)

Hygiene

In infektionsgefährdenden Arbeitsbereichen sind Einrichtungen zur getrennten Aufbewahrung der getragenen Schutzkleidung und der Straßenkleidung zu schaffen. Ferner müssen an den Waschplätzen der Beschäftigten Wasserarmaturen eingebaut werden, welche ohne Berühren durch die Hand bedient werden können. (§ 7 Abs. 5 VBG 103)

Hebehilfen

Um Belastungen durch zu schweres Heben oder Tragen zu vermeiden, müssen in Praxen, in denen Menschen stationär behandelt werden, geeignete Hebevorrichtungen bereitgestellt werden. (§ 29 VBG 1 und Herstellerauswahl)

Bauberatung Arztpraxis

Grundsatzforderung

Der Unternehmer hat zur Verhütung von Arbeitsunfällen Einrichtungen, Anordnungen und Maßnahmen zu treffen, die den Bestimmungen dieser Unfallverhütungsvorschrift und den für ihn sonst geltenden Unfallverhütungsvorschriften und im übrigen den allgemein anerkannten sicherheitstechnischen und arbeitsmedizinischen Regeln entsprechen. Soweit in anderen Rechtsvorschriften, insbesondere in Arbeitsschutzvorschriften, Anforderungen gestellt werden, bleiben diese Vorschriften unberührt. (§ 2 Abs. 1 VBG 1)

Weitere allgemeine Anforderungen:

Vergabe von Aufträgen

Erteilt der Unternehmer den Auftrag,

- Einrichtungen zu planen, herzustellen, zu ändern oder instandzusetzen,
- technische Arbeitsmittel oder Arbeitsstoffe zu liefern,
- Arbeitsverfahren zu planen oder zu gestalten,

so hat er dem Auftragnehmer schriftlich aufzugeben, die in § 2 Abs. 1 Sätze 1 und 2 bezeichneten Vorschriften und Regeln zu beachten. (§ 5 VBG 1)

Arbeitsplätze

Arbeitsplätze müssen so eingerichtet und beschaffen sein und so erhalten werden, daß sie ein sicheres Arbeiten ermöglichen. Dies gilt insbesondere hinsichtlich des Materials, der Geräumigkeit, der Festigkeit, der Standsicherheit, der Oberfläche, der Trittsicherheit, der Beleuchtung und Belüftung sowie hinsichtlich des Fernhaltens von schädlichen Umwelteinflüssen und von Gefahren, die von Dritten ausgehen. Arbeitsplätze müssen so beschaffen sein, daß sie nicht einstürzen, umkippen, einsinken, abrutschen oder ihre Lage auf andere Weise ungewollt ändern können. (§ 18 VBG 1)

Beleuchtungseinrichtungen in Arbeitsräumen (Gebäuden)

In Arbeitsräumen müssen Lichtschalter leicht zugänglich und selbstleuchtend sein. Sie müssen auch in der Nähe der Zu- und Ausgänge angebracht sein. Dies gilt nicht, wenn die Beleuchtung zentral geschaltet wird. Selbstleuchtende Lichtschalter sind bei vorhandener Orientierungsbeleuchtung nicht erforderlich.

Beleuchtungseinrichtungen in Arbeitsräumen sind so anzuordnen und auszulegen, daß sich aus der Art der Beleuchtung keine Unfall- oder Gesundheitsgefahren für die Versicherten ergeben können. Die Beleuchtung muß sich nach der Art der Sehaufgabe richten. Die Stärke der Allgemeinbeleuchtung muß mindestens 15 Lux betragen.

Sind aufgrund der Tätigkeit der Versicherten, der vorhandenen Betriebseinrichtungen oder sonstiger besonderer betrieblicher Verhältnisse bei Ausfall der Allgemeinbeleuchtung Unfallgefahren zu befürchten, muß eine Sicherheitsbeleuchtung mit einer Beleuchtungsstärke von mindestens eins vom Hundert der Allgemeinbeleuchtung, mindestens jedoch von einem Lux vorhanden sein. (§ 19 VBG 1)

Fußböden in Räumen (Gebäuden), lichtdurchlässige Wände

Fußböden in Räumen dürfen keine Stolperstellen haben; sie müssen eben und rutschhemmend ausgeführt und leicht zu reinigen sein. Arbeits-, lichtdurchlässige Wände, insbesondere Ganzglaswände, im Bereich von Arbeitsplätzen und Verkehrswegen müssen aus bruchsicherem Werkstoff bestehen oder so gegen die Arbeitsplätze und Verkehrswege abgeschirmt sein, daß Versicherte nicht mit den Wänden in Berührung kommen und beim Zersplittern der Wände verletzt werden können. (§ 20 Abs. 1 S. 1 und Abs. 3 VBG 1)

Verkehrswege in Räumen (Gebäuden)

Verkehrswege müssen in solcher Anzahl vorhanden und so beschaffen und bemessen sein, daß sie je nach ihrem Bestimmungszweck sicher begangen oder befahren werden können und neben den Wegen beschäftigte Personen durch den Verkehr nicht gefährdet werden.

Beleuchtungseinrichtungen in Verkehrswegen sind so anzuordnen und auszulegen, daß sich aus der Art der Beleuchtung keine Unfall- oder Gesundheitsgefahren für Personen ergeben können. Für Lichtschalter gilt § 19 Abs. 1 entsprechend. Die Beleuchtung muß sich nach der Art der Sehaufgabe richten. Die Stärke der Allgemeinbeleuchtung muß mindestens 15 Lux betragen.

Türe, Tore

Lage, Anzahl, Ausführung und Abmessungen von Türen und Toren müssen sich nach der Art und Nutzung der Räume richten.

Tore, die auch dem Fußgängerverkehr dienen, müssen so ausgeführt sein, daß sie oder Teile von ihnen vom Benutzer leicht geöffnet und geschlossen werden können.

Pendeltüren und -tore müssen durchsichtig sein oder Sichtfenster haben.

Bestehen lichtdurchlässige Flächen von Türen nicht aus bruchsicherem Werkstoff und ist zu befürchten, daß sich Personen durch Zersplittern der Türflächen verletzen können, so sind diese Flächen gegen Eindrücken zu schützen.

Schiebetüren und -tore müssen gegen Ausheben und Herausfallen, Türen und Tore, die nach oben öffnen, gegen Herabfallen gesichert sein. (§ 28 Abs. 1, 2, 4, 5 und 6 VBG 1)

Rettungswege, Notausgänge

Das schnelle und sichere Verlassen von Arbeitsplätzen und Räumen muß durch Anzahl, Lage, Bauart und Zustand von Rettungswegen und Ausgängen gewährleistet sein; erforderlichenfalls sind zusätzliche Notausgänge zu schaffen.

Rettungswege und Notausgänge müssen als solche deutlich erkennbar und dauerhaft gekennzeichnet sein und auf möglichst kurzem Weg ins Freie oder in einen gesicherten Bereich führen. Auf sie ist zusätzlich hinzuweisen, wenn sie nicht von jedem Arbeitsplatz aus gesehen werden können.

Rettungswege und Notausgänge dürfen nicht eingeengt werden und sind stets freizuhalten. Notausgänge müssen sich leicht öffnen lassen.

Türen im Verlauf von Rettungswegen müssen als solche gekennzeichnet sein und in Fluchtrichtung aufschlagen. Die Türen müssen sich von innen ohne fremde Hilfsmittel jederzeit leicht öffnen lassen, solange sich Personen in dem Raum befinden. (§ 30 VBG 1)

Lager, Stapel

Lager und Stapel dürfen nur so errichtet werden, daß die Belastung sicher aufgenommen werden kann. Die zulässige Belastung von tragenden Bauteilen je Flächeneinheit ist deutlich erkennbar und dauerhaft anzugeben. Lager und Stapel sind so einzurichten, zu erhalten und abzutragen oder abzubauen, daß Versicherte durch herabfallende, umfallende oder wegrollende Gegenstände oder durch ausfließende Stoffe nicht gefährdet werden. Lager und Stapel dürfen nur so errichtet werden, daß Versicherte durch zu geringen Abstand der Lager und Stapel untereinander oder durch die Annäherung des gelagerten oder gestapelten Guts an Anlagen oder technische Arbeitsmittel nicht gefährdet werden. Gegenüber bewegten Teilen der Umgebung, wie ortsfesten oder spurgebundenen ortsveränderlichen Hebezeugen oder Fördermitteln, muß nach allen Seiten ein Sicherheitsabstand von mindestens 0,50 m eingehalten werden, es sei denn, daß dies konstruktiv nicht möglich ist und die Sicherheit auf andere Weise gewährleistet wird.

Lager und Stapel müssen gegen äußere Einwirkungen so geschützt werden, daß keine gefährlichen chemischen oder physikalischen Veränderungen des gelagerten und gestapelten Gutes eintreten und Verpackungen in ihrer Haltbarkeit nicht angegriffen werden können. (§ 34 VBG 1)

Prüfungen

Einrichtungen sind vor der ersten Inbetriebnahme, in angemessenen Zeiträumen sowie nach Änderungen oder Instandsetzungen auf ihren sicheren Zustand, mindestens jedoch auf äußerlich erkennbare Schäden oder Mängel, zu überprüfen.

Sicherheitseinrichtungen zur Verhütung oder Beseitigung von Gefahren, z. B. Sicherheitsbeleuchtung, Feuerlöscheinrichtungen, Absaugeinrichtungen, Signalanlagen, Notaggregate und Notschalter sowie lüftungstechnische Anlagen und Luftreinigung müssen regelmäßig gewartet und auf ihre Funktionsfähigkeit geprüft werden. Die Prüfungen müssen bei Sicherheitseinrichtungen, ausgenommen bei Feuerlöschern, mindestens jährlich und bei Feuerlöschern und lüftungstechnischen Anlagen mindestens alle 2 Jahre durchgeführt werden. (§ 39 Abs. 1 und 3 VBG 1)

Kennzeichnung von Einrichtungen

Ist es zum sicheren Betrieb einer Einrichtung notwendig, daß sich der Benutzer über bestimmte Daten stets vergewissern kann, so müssen auf der Einrichtung deutlich erkennbar und dauerhaft angebracht sein

- Kennzeichnung zur Identifizierung der Einrichtung,
- Kenngrößen, durch die die zulässigen Grenzen für die gefahrlose Benutzung festgelegt werden, z. B. zulässige Belastung, Drehzahl, Druck.

Es müssen sich unter den Voraussetzungen des Satzes 1 bei der Einrichtung Hinweise über die bestimmungsgemäße Verwendung und auf mögliche Gefahren beim Umgang befinden. (§ 40 VBG 1)

Maßnahmen gegen Entstehungsbrände

Zum Löschen von Bränden sind Feuerlöscheinrichtungen der Art und Größe des Betriebes entsprechend bereitzustellen und gebrauchsfertig zu erhalten. Sie dürfen durch Witterungseinflüsse, Vibrationen oder andere äußere Einwirkungen in ihrer Funktionsfähigkeit nicht beeinträchtigt werden. Von Hand zu betätigende Feuerlöscheinrichtungen müssen jederzeit schnell und leicht erreichbar sein.

Die Stellen, an denen sich Feuerlöscheinrichtungen befinden, sind deutlich erkennbar und dauerhaft zu kennzeichnen, soweit die Feuerlöscheinrichtungen nicht automatisch oder zentral von Hand gesteuert werden. Mit der Handhabung der Feuerlöscheinrichtungen sind Personen in ausreichender Anzahl vertraut zu machen. Für den Brandfall ist ein Alarmplan aufzustellen.

Selbsttätige Feuerlöscheinrichtungen, bei deren Einsatz Gefahren für die Versicherten auftreten können, müssen mit selbsttätig wirkenden Warneinrichtungen ausgerüstet sein.

Über die Prüfungen der Feuerlöscheinrichtungen nach § 39 Abs. 3 ist ein schriftlicher Nachweis zu führen. (§ 43 Abs. 4, 5, 6 und 7 VBG 1)

Kennzeichnung von Gefäßen und Leitungen

Der Unternehmer hat dafür zu sorgen, daß Gefäße und Leitungen eindeutig und dauerhaft gekennzeichnet sind, wenn durch Inhalt, Temperatur oder durch Verwechseln Gefahren entstehen können. (§ 49 VBG 1)

Spezielle Anforderungen im Gesundheitsdienst

Händedesinfektion

Den Beschäftigten in Arbeitsbereichen, in denen

- Menschen stationär medizinisch untersucht, behandelt oder gepflegt werden,
- Menschen ambulant medizinisch untersucht oder behandelt werden,
- Körpergewebe, -flüssigkeiten und -ausscheidungen von Menschen oder Tieren untersucht oder Arbeiten mit Krankheitserregern ausgeführt werden,
- infektiöse oder infektionsverdächtige Gegenstände und Stoffe desinfiziert werden,
- Tiere veterinärmedizinisch untersucht oder behandelt werden,

sind leicht erreichbare Händewaschplätze mit fließend warmem und kaltem Wasser, Direktspender mit hautschonenden Waschmitteln, Händedesinfektionsmittel und geeignete Hautpflegemittel sowie Handtücher zum einmaligen Gebrauch zur Verfügung zu stellen. (§ 6 Abs. 1 VBG 103)

Schutzkleidung

Der Unternehmer hat den Beschäftigten geeignete Schutzkleidung in ausreichender Stückzahl zur Verfügung zu stellen, wenn die Kleidung oder Berufskleidung der Beschäftigten mit Krankheitskeimen verschmutzt werden kann.

Der Unternehmer hat für die Desinfektion, Reinigung und Instandhaltung der Schutzkleidung zu sorgen. Der Unternehmer hat die getrennte Aufbewahrung der getragenen Schutzkleidung und der anderen Kleidung zu ermöglichen.

Die Beschäftigten müssen vor dem Betreten ihrer Aufenthaltsräume, insbesondere ihrer Speiseräume, die getragene Schutzkleidung ablegen. (§ 7 Abs. 1, 4, 5 und 6 VBG 103)

Oberflächen von Geräten

Oberflächen von Geräten und Geräteteilen, die nicht nur einmal eingesetzt werden, müssen desinfizierbar sein. (§ 12 VBG 103)

Toiletten

Den Beschäftigten müssen gesonderte, für Patienten nicht zugängliche Toiletten zur Verfügung stehen. (§ 14 VBG 103)

Bereiche erhöhter Infektionsgefährdung

In Arbeitsbereichen mit erhöhter Infektionsgefährdung müssen an Händewaschplätzen für die Beschäftigten Wascharmaturen installiert sein, die ohne Berühren mit der Hand benutzt werden können.

In Arbeitsbereichen mit erhöhter Infektionsgefährdung dürfen an Händen und Unterarmen keine Schmuckstücke, Uhren und Eheringe getragen werden.

In Arbeitsbereichen mit erhöhter Infektionsgefährdung ist Essen, Trinken und Rauchen nicht erlaubt.

Den Beschäftigten ist ein leicht erreichbarer Raum zur Einnahme von Lebensmitteln zur Verfügung zu stellen. In diesem Raum dürfen sämtliche gesundheitsdienstlichen Tätigkeiten nicht ausgeführt werden.

Fußböden in Arbeitsbereichen mit erhöhter Infektionsgefährdung müssen flüssigkeitsdicht, desinfizierbar und leicht zu reinigen sein. (§ 21 VBG 103)

Wände in Arbeitsbereichen mit erhöhter Infektionsgefährdung müssen feucht zu reinigen und zu desinfizieren sein; dies gilt auch für die Außenflächen von eingebauten Einrichtungen und Einrichtungsteilen. Je nach zu erwartender Verunreinigung kann die Forderung für Wände auch durch fachgerechte Anstriche aus Kunststoffdispersionsfarben für innen der Güteklasse 5 (scheuerbeständig) nach DIN 53778 Teil 1 „Kunststoffdispersionsfarben für Innen; Mindestanforderungen" erfüllt werden. (§§ 21, 22, 23, 24 VBG 1)

Anmerkung: Erhöhte Infektionsgefährdung besteht z. B. in folgenden Arbeitsbereichen:

- Infektionskrankenhäuser,
- Infektionseinheiten,
- Operationseinheiten,
- Einheiten für Intensivmedizin,
- Dialyseeinheiten,
- medizinische Laboratorien,
- mikrobiologische Laboratorien,
- Sektionsräume,
- Lungenfachpraxen,
- unreine Seite von Sterilisations- und Desinfektionseinheiten,
- Tierställe mit infizierten Tieren.

Die Aufzählung kann nicht vollständig sein. Auch in anderen Bereichen kann erhöhte Infektionsgefährdung im Sinne der Unfallverhütungsvorschrift bestehen. Dies ist im Einzelfall zu prüfen, und entsprechende Maßnahmen sind zu ergreifen.

Anhang E

Mobiliar und Geräte für die Einrichtung einer gynäkologischen Gemeinschaftspraxis mit Tagesklinik

Heribert Becker[1]

Einrichtung Praxisabteilung

Praxisbeschilderung

Anmeldung:
Empfangstheke
Anmeldungsschrankwand
Schreibtischdrehstühle
Elektron. Schreibmaschine oder Textverarbeitungssystem (s. auch Verwaltung OP-Etage)
Diktier- und Abspielgerät
Telefonanrufbeantworter
Praxisterminkalender
Karteikarten
Telefaxgerät
Telefonanlage

Wartezimmer:
Kristallspiegel
Schirmständer
Ablagekonsole
Garderobenanlage
Garderobenbügel
Stühle
Tische
Hydrokultur

Untersuchung:
Vorhangkabine
Wandspiegel
Vierbeinhocker
Garderobenhaken
Abwurfbox
gynäkologische Arbeitstischanlage
gynäkologischer Untersuchungsstuhl
fahrbarer Drehhocker
Kolposkop
Untersuchungsleuchte
fahrbarer Gerätetisch
Untersuchungsliege
Spender für Desinfektionsmittel

[1] Heribert Becker, Dr. Kleef Nachfolger Medizintechnik GmbH, Kölnstr. 143, 5300 Bonn 1

Spender für Papierhandtücher
Mikroskop

Sprechzimmer:
Einbauschrankwand oder Schrank
Schreibtisch
Sessel
Besuchersessel
Diktiergerät
Hydrokultur

Labor:
Arbeitstischanlage
Labordrehstuhl
Blutentnahmestuhl
Urindurchreiche
Labormikroskop
Kleinzentrifuge
Kleinphotometer
Urikultbrutschrank
Heißluftsterilisator
Konsole für Heißluftsterilisator
Handtuchspender
Wandspender
Drahtabwurfkorb
Garderobenhaken
Patientenstuhl
Arm-, Beinstütze

Patienten-WC und Vorraum:
Wandspender
Handtuchspender
Abwurf-Standbox
Garderobenhaken
Spender für Hygienebeutel
Tretabfalleimer
Plexispender für Urinbecher

Wartezone:
Stühle
Garderobenelement
Kleiderbügel
Schirmständer
Wandspiegel
Hydrokultur
Einbauschrank

Personalumkleide, Lager, Putzmittel:
Garderobenanlage mit 10 Wertfachabteilen
Kleiderbügel
Garderobenhaken
fahrbares Wäschesackgestell
Gewebesäcke
fahrbarer Putzmittelwagen
Abwurfstandbox
Kunststoffwandregale
Transportwagen

Ultraschallraum:
Spender
Abwurfstandbox
Stauschrankanlage
Untersuchungsliege
Papierrollenhalter
fahrbarer Drehhocker
fahrbarer Gerätewagen
Garderobenhaken

Gynäkologisches Instrumentarium:
Spekula etc.
Personenlaufgewichtswaage
Kaltlichtamnioskop

Praxisverbrauchsmaterial

Beleuchtungskörper

Fensterdekoration

Sichtschutzjalousien (außen)

Wand- und Raumdekoration

Einrichtung OP-Abteilung

Flur:
Einbauschrankanlage
fahrbarer Wäschesammler
Gewebesäcke

Personalraum:
Stühle
Tisch
kombinierte Arbeitstischeinheit
Einbauspüle, Armaturen, Unterbaukühlschrank und Einbaumikrowelle
Spender
Handtuchspender
Abwurfstandbox

Schwesternplatz:
Schwesterntheke
Einbauschrankwand
Drehstuhl

Verwaltung:
Einbauschrankanlage
Schreibplatz-Winkelkombination
Drehstuhl
Besucherstuhl
Textverarbeitungssystem
Fotokopierer

Kabinen:
Untersuchungsliegen fahrbar mit verstärktem Polster
Beistellwagen
Stühle
Garderobenhaken
Wandspiegel
kleiner Tretabfalleimer

Patientenwarteraum:
Stühle
Beistelltisch
Garderobenhaken
Tretabfalleimer

Putzmittelraum:
Wandhaken
Wandregal

Patienten-WC:
Wandspender
Handtuchspender
Abwurfstandbox
Garderobenhaken
Spender für Hygienebeutel

Schleuse/Umkleideraum:
Schrankwand
offenes Kunststoffregal für OP-Wäsche, Kittel, Hauben etc.
offenes Kunststoffregal für Schuhe
Wäschesackgestell
Gewebesäcke
Garderobenhaken
Kleiderbügel

Entsorgungsraum:
Wandregale

Flur:
Arbeitsplatte für Schreibplatz
Hängeschrankanlage
fahrbarer Drehhocker
Wandspender
Abwurfbox
Handtuchspender
Notfallwagen

Wäscheraum:
Wasch-Trocken-Turm
Transportwagen
Arbeitsplatz
fahrbares Abfallgestell
Folienschweißgerät

Operationsraum:
Röntgenfilmbetrachter
Hand-OP-Tisch
Instrumentenzureichtische
Instrumentenfahrtisch
fahrbarer Waschschalenständer
Waschschalen
fahrbarer Abwurfbehälter
OP-Tisch
fahrbarer OP-Sitz
OP-Deckenleuchte
OP-Leuchte
Narkosegerät
Narkoseüberwachungseinheit
Oxymeter
EKG-Überwachungseinheit
Deckenversorgungsampeln
fahrbarer Trommelständer
Fußauftritt für Patienten
Einbauschrankanlage

Sterilisation:
Hochdruckdampfsterilisations-schrank
Aqua-dest.-Anlage zur Versorgung des Sterilisators
fahrbarer Transportwagen
Arbeitstischanlage
Spender
fahrbarer Abfallbehälter
Dampfautoklav

OP-Instrumentarium

OP-Verbrauchsmaterial

OP-Sprechstundenbedarf

OP-Wäsche

OP-Spezialgeräte:
Absaugpumpe
Hochfrequenzchirurgiegerät
Kaltlichtausrüstung

Büromaterial OP-Etage

Beleuchtungskörper OP-Etage

Fensterdekoration OP-Etage

Sichtschutzjalousien elektrisch (außen)

Anhang F

Siebe

Abort und Abrasio:

Hegar-Stifte (2–12)
1 Spekulum Gr. 3
1 Spekulum mit Auffangsieb
1 Uterussonde
2 Kugelzangen
2 Kornzangen
1 anat. Pinzette, mittellang, grob
2 Organfaßzangen, gefenstert
1 1er Kürette, stumpf
1 3er Kürette, stumpf
1 6er Kürette, stumpf
1 lange Kanüle, Luer-Lock
1 Abwaschtopf
Mullkompressen
1 Päckchen Tupfer
1 Schlitztuch

Hysteroskopie und Abrasio:

Hegar-Stifte (2–10)
1 Spekulum Gr. 3
1 Uterussonde
2 Kugelzangen
2 Kornzangen
1 anat. Pinzette, mittellang, grob
1 1er Kürette
1 3er Kürette
1 Abwaschtopf
1 lange Kanüle, Luer-Lock
1 Arbeitshysteroskop CH 15
oder
1 Diagnostikhysteroskop CH 12
1 Insufflierschlauch für CO_2
1 Lichtkabel
Mullkompressen
1 Päckchen Tupfer
1 Schlitztuch

Adapterpäckchen:

1 Adapter mit kleinem Konus
1 Kornzange
2 Kugelzangen
1 Spekulum Gr. 3
1 Abwaschtopf
1 Uterussonde

Cerclagesieb:

1 chirurg. Pinzette, mittellang, grob
1 Spekulum Gr. 3
2 Kugelzangen

2 Kornzangen
2 Organfaßzangen gefenstert
1 Nadelhalter, mittellang, grob
2 Péan-Klemmen, kurz
1 Schere, spitz, stumpf
1 lange Kanüle, Luer-Lock
1 Abwaschtopf
1 Päckchen Tupfer
Mullkompressen
1 Schlitztuch

Konisation:

Hegar-Stifte (2–10)
1 Spekulum Gr. 3
1 Uterussonde
2 Kugelzangen
2 Kornzangen
1 anat. Pinzette, mittellang, grob
1 chirurg. Pinzette, mittellang, grob
1 1er Kürette
1 3er Kürette
1 Skalpellgriff für Konisationsmesser
2 Péan-Klemmen, fein
1 Schere, spitz, stumpf, kurz
1 Abwaschtopf
1 lange Kanüle, Luer-Lock
1 schmale Mulltamponade (8–10 cm lang, 1 cm breit)
1 Päckchen Tupfer
Mullkompressen
1 Watteträger
1 Schlitztuch

Laparoskopiesieb (für offene LSK):

2 Kornzangen
1 Zenker-/Overholt-Klemme
2 Nadelhalter, groß und klein
2 Kocher-Klemmen, kurz
2 anat. Klemmen, fein
1 anat. Pinzette, lang
1 chirurg. Pinzette, fein, mittellang
1 chirurg. Nahtpinzette, fein
3 Backhaus-Klemmen
1 Messergriff für kleine Klinge
2 S-Haken
1 atraumat. Faßzange, kurz
1 Schere, lang
1 Schere, kurz
1 Pinzette, bipolar
1 Kanüle, lang, stumpf (Douglaspunktion)
1 Kanüle, lang, scharf (für Zysten)
1 Trokar mit Gleitkonus und Mandrin, stumpf
2 Trokare, isoliert (2. Einstich)
1 Mandrin, scharf
1 Insufflierschlauch für CO_2
1 Elektrokabel, bipolar
1 Lichtkabel
2 Kittel Nr. 1
1 Kittel Nr. 4
1 Nierenschale
3 mittlere Tücher
1 LSK-Schlitztuch
1 kleines Tuch
2 Silikonschläuche
Tupfer, Platten, „Peanuts“
1 Abwaschtopf

1 Alutöpfchen mit Gummidichtungen, 2 von jeder Sorte
1 Alutöpfchen mit Nadeln
1 Lampengriff
Wäsche
1 Päckchen Tupfer
Mullkompressen
kleines Läppchen für Nabel

Mamma PE-Sieb:

6 Backhaus-Klemmen
4 Kornzangen
1 Kugelzange, kurz oder lang
1 Wundspreizer, klein
1 Wundspreizer, mittel
1 Paar Hauthaken, einzinkig
2 Wundhaken, zweizinkig
1 Paar Langenbeck-Haken, klein
1 Skalpellgriff, fein
1 Skalpellgriff, mittel
2 anat. Pinzetten, mittel
2 chirurg. Pinzetten, mittel
1 chirurg. Pinzette, fein und kurz (Haut)
1 Präparationsschere, kurz, kräftig
1 Präparationsschere, mittellang, fein
1 Präparationsschere, lang, kräftig
2 Kocher-Klemmen, mittel
2 Péan-Klemmen, mittel
4 kleine Klemmchen, gebogen, kurz (Moskitos)
1 Abwaschtopf mit Tupfern, Ersatztupfern
2 Ellisklemmen, mittellang
1 Nadelhalter, mittellang, kräftig
1 Nadelhalter, kurz, fein
1 Pinzette, bipolar, spitz, und Kabel
1 Platte mit Ersatznadeln

Zusätzlich aus Trommel:

2 Overholt-Klemmen
2 Ellis-Klemmen
1 Lampengriff
Wäsche
2 Päckchen Tupfer
2 Päckchen Präparationstupfer
Mullkompressen

Laparotomiesieb (vaginal und abdominal):

2 Bauchdeckenhalter (nach Collin) mit je 3 Walven
1 großer Fritsch-Haken
2 anat. Pinzetten, lang, kräftig
2 chirurg. Pinzetten, mittellang, kräftig
2 chirurg. Pinzetten, kurz
4 Kornzangen
2 Kugelzangen
1 Organfaßzange, gefenstert
3 Backhausklemmen
2 kleine Klemmchen, gebogen, kurz (Moskitos)
2 Péan-Klemmen, mittel
2 Kocher-Klemmen, mittel
1 Kocher-Klemme, lang, gebogen
1 Kocher-Klemme, lang, gebogen, fein
1 Wertheim-Schere, mittellang
1 Cooper-Schere, kurz

1 Präparationsschere, mittellang, fein
8 Mikulicz-Klemmen
2 Kocher-Klemmen, lang, kräftig
1 Doppelkralle, kurz
3 Heaney-Klemmen
1 Zeppelinklemme
1 Uterusfaßzange
3 Overholt-Klemmen, groß
1 Nadelhalter, gerade
1 Nadelhalter, nach Heaney
2 Ellisklemmen, lang
1 Abwaschtopf
3 Päckchen Tupfer
3 Päckchen Präparationstupfer
3 Päckchen Tupfer mit Kontraststreifen
Mullkompressen
2 Silikonschläuche
Wäsche

Anhang G

Baupläne

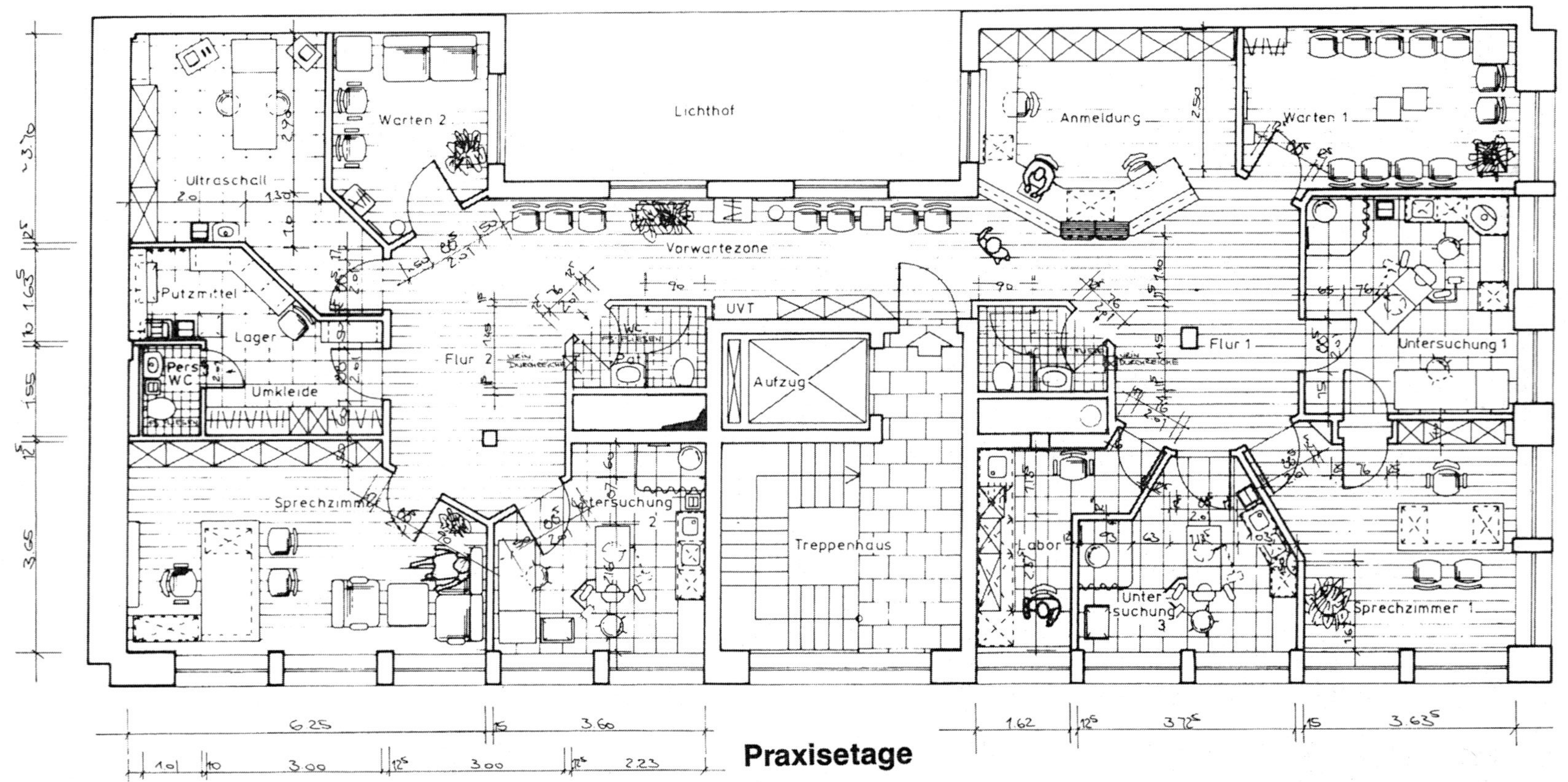

Praxisetage

OP 2
Lichthof
Pers-raum
Schwestern-platz
Verwaltung
Kab. 1
Kab. 2
Kab. 3
Kab. 4
Kab 5
Pat. Warten
Flur 3
Flur 1
Schleuse
UVT
Aufzug
Entsorgung
Sterilisation
Flur 2
WC PAT.
Pers WC
Wäsche-raum
Pers Du
Treppenhaus
OP 1

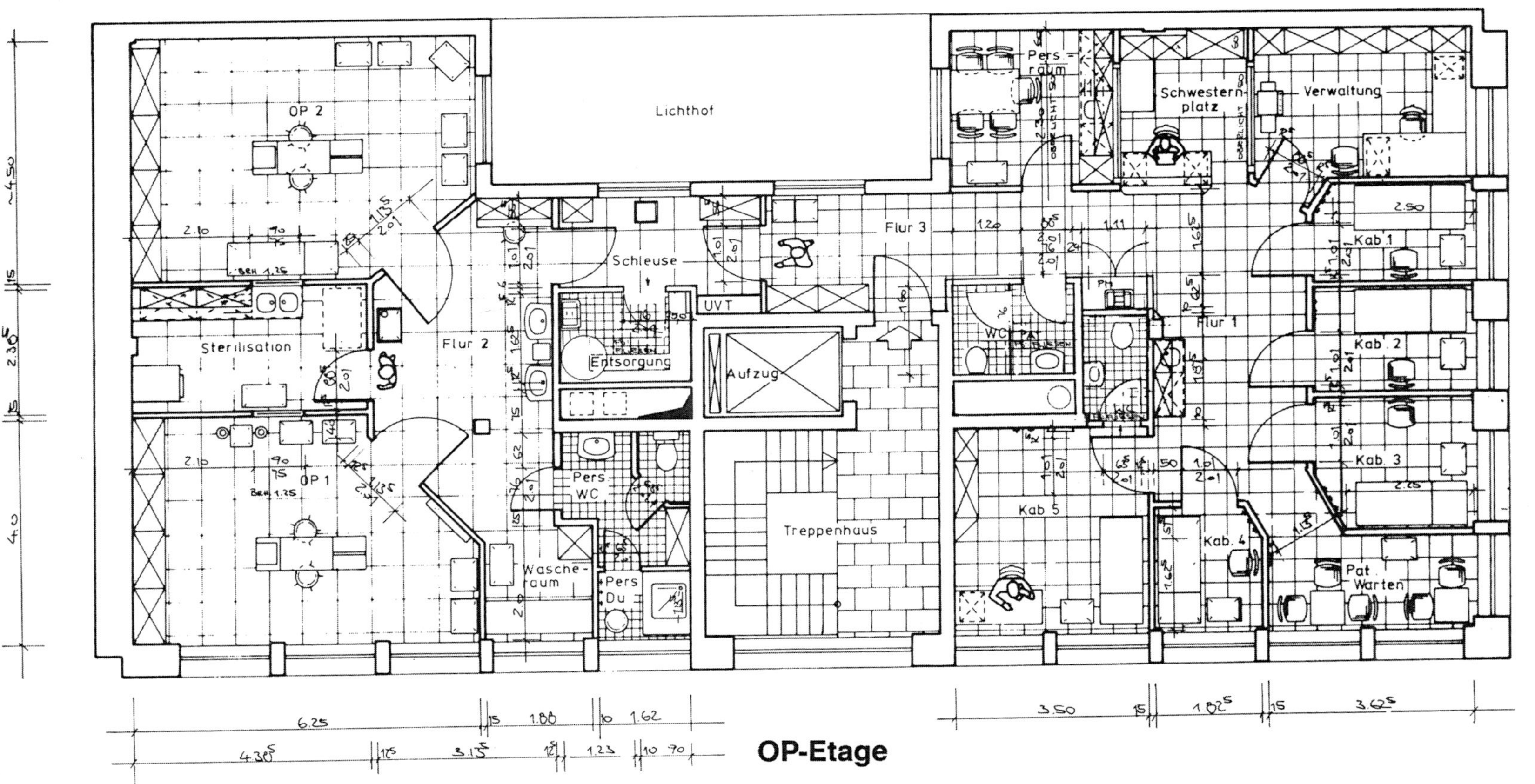

OP-Etage

Literatur

Bourne MH, Johnson KA (1988) Postoperative pain relief using local anesthetic instillation. Foot Ankle 8:350–351

Brenner G (1990) Ambulante Operationen: Zusätzliche Chancen durch mehr Kooperation. Arzt Wirtsch 11:16–19

Brenner G, Heuer J, Koch H, Pfeiffer A (1992) Wirtschaftliche Aspekte des ambulanten Operierens. Zentralinstitut für die kassenärztliche Versorgung in der BRD (Juli 1992)

Brökelmann J (1991 a) Weiß die KV eigentlich, was angemessene Honorierung ist? Bonn Ärztl Nachr 3:5–6

Brökelmann J (1991 b) Anforderungen an die ambulante Durchführung von Operationen. gyne 10:356–357

Brökelmann J (im Druck) Klinische Anatomie der weiblichen Brust. Enke, Stuttgart

Brökelmann J, Dohnke H, Blumenroth C (1991) Komplikationen bei ambulanten Operationen – Ergebnisse der Qualitätssicherung 1989 bis 1990. Frauenarzt 5:539–540

Brug H, Fritz K (1985) Ambulantes Operieren in der Chirurgie. Deutscher Ärzte-Verlag, Köln

Bundesärztekammer (1990) Empfehlungen zur Patientenaufklärung. Dt Ärztebl 87:1279–1283

Daschner F, Kropec A (1991) Desinfektion im internationalen Vergleich. Dt Ärztebl 25/26 88:2298–2303

Degenhardt F, Ebeling B, Meier B, Schlößer HW, Schneider J (1991) Behandlung der Eileiterschwangerschaft mit Prostaglandinen. Geburtshilfe Frauenheilkd 51:649–652

Dembo A, Davy M, Stenwig A et al (1990) Prognostic factors in patients with stage I epithelial ovarian cancer. Obstet Gynecol 77:263–272

Dohnke H, Hoffmeister U, Trapp S (1992) Arbeitsunfähigkeit, Aufenthaltsdauer und Bettlägerigkeit nach ambulanter oder stationär durchgeführter Sterilisation. gyne 6:224–226

Frangenheim H (1977) Die Laparoskopie in der Gynäkologie, Chirurgie und Pädiatrie, Lehrbuch und Atlas, 3. Auflage. Georg Thieme, Stuttgart

Graham H (1951) Eternal Eve. The history of gynaecology and obstetrics. Doubleday, Garden City, N.Y.

Jetter D (1987) Das europäische Hospital. Von der Spätantike bis 1800, 2. Aufl. DuMont, Köln

Käser O, Iklé FP, Hirsch HA (1983) Atlas der gynäkologischen Operationen. Thieme, Stuttgart

Koenig UD (1982) Die Offene Pelviskopie – Ein Beitrag zur Erhöhung der Sicherheit bei der Pelviskopie. Gynäkologe 15:30–34

Kooi S, Kock H (1990) Treatment of tubal pregnancy by local injection of methotrexate after adrenaline injection into the mesosalpinx: a report of 25 patients. Fertil Steril 4, 54:580–584

Lang PF, Weiss PAM, Mayer HO, Haas JG, Hönigl W (1990) Conservative treatment of ectopic pregnancy with local injection of hyperosmolar glucose solution of prostaglandin-F_{2a}: a prospective randomised study. Lancet 336:78–81

Lueken RP, Gallinat A, Möller CP, Busche D (1991a) Ambulante Laparoskopie und Hysteroskopie. Jahresüberblick 1990. Frauenarzt 3

Lueken RP, Gallinat A, Möller CP, Busche D (1991b) Endoskopische Operation eines Riesenkystoms. gyne 7:266–267

Nissen-Meyer R, Host H, Kjellgren K, Mansson B, Norin T (1987) Neoadjuvant chemotherapy in breast cancer: a single perioperative treatment and with supplementary longterm chemotherapy. In: Salmon SE (ed) Adjuvant therapy of cancer, vol 5. Grune & Stratton, Orlando, pp 311–318

Perez JJ (1991) Laparoscopic Presacral Neurectomy. In: Valle RF, Esposito JM, Phillips JM (eds) Endoscopy in Gynecology. Proc World Congr Gynec Endoscopy, Port City Press, Baltimore, pp 89–94

Raatz D, Dreßler F, Zöckler R, Widekind C (1990) Die endoskopische organerhaltende Therapie der aszendierenden Infektion – 10-jährige Erfahrung in der Frauenklinik Berlin-Neukölln. Geburtshilfe Frauenheilkd 50:902–904

Raineri-Gerber I, von Felten A (1991) Hemmung der Thrombozytenfunktion durch nicht-steroide Antirheumatika: eine Vergleichsstudie zwischen Diclofenac, Acemetacin, Mefenaminsäure und Ibuprofen. Schweiz Med Wochenschr 121:783–787

Seibicke E, Brökelmann J (1991) Das Bonner Kooperationsmodell. gyne 8:294–295

Semm K (1976) Pelviskopie und Hysteroskopie. Farbatlas und Lehrbuch. Schattauer, Stuttgart

Semm K (1984) Operationslehre für endoskopische Abdominal-Chirurgie. Operative Pelviskopie, Operative Laparoskopie. Schattauer, Stuttgart

Semmelweis IP (1861) Die Aetiologie, der Begriff und die Prophylaxis des Kindbettfiebers. C.A. Hartleben, Pest, Wien, Leipzig

Sachverzeichnis